Inka Jochum

Hilfe bei **Arthrose**

Übungen für eine neue Geschmeidigkeit

Inka Jochum

Hilfe bei Arthrose

Übungen für eine neue Geschmeidigkeit

nymphenburger

Dieses Buch widme ich in großer Dankbarkeit SH Drikung Kaybgong Chetsang sowie seiner Nichte Chuki Mahant und deren Ehemann Raju Mahant aus Manali, die mich während meines indischen Krankenhausaufenthaltes täglich aufopfernd gepflegt und versorgt haben. Ihre gelebte Mitmenschlichkeit wird mir immer als Vorbild gelten für mein eigenes Verhalten. Ebenso möchte ich mich bei Dr. Sandeep Guleria im Indraprastha Apollo Hospital in Delhi für seine professionelle Behandlung bedanken.
Für die Mantra-Inspiration bedanke ich mich bei Jürgen Drews.

Die Ratschläge in diesem Buch sind von Autor und Verlag sorgfältig geprüft, dennoch kann keine Garantie übernommen werden. Jegliche Haftung des Autors bzw. des Verlages und seiner Beauftragten für Gesundheitsschäden sowie Personen-, Sach- und Vermögensschäden ist ausgeschlossen.

Umschlaggestaltung: Wolfgang Heinzel
Fotos: Wolfgang Roucka, München
Fotomodell: Maki Maier-Hartmann
Satz: Walter Typografie & Grafik GmbH, Würzburg
Gesetzt aus 10/14 pt. Optima
Druck und Binden: Offizin Andersen Nexö, Leipzig
Printed in Germany
ISBN 978-3-485-02812-7

www.nymphenburger-verlag.de

Inhalt

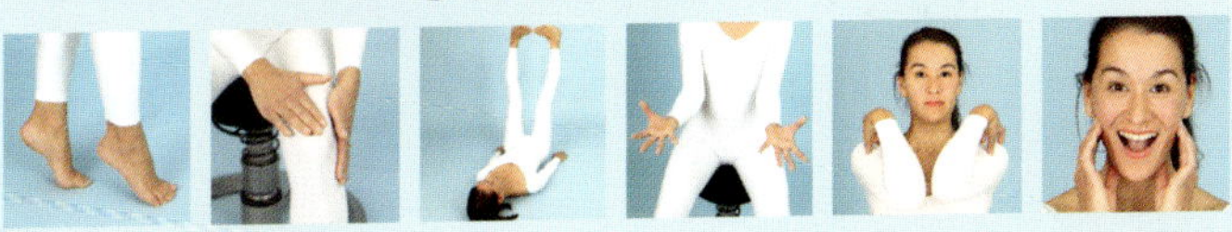

Einleitung

Arthrose ist eine nicht entzündliche Gelenkerkrankung. Die Hauptursache liegt meist in einer falschen Körperhaltung. Dadurch entstehen Knorpelschäden in den Gelenken, die Gelenke werden abgenützt oder längerfristig sogar zerstört. Anfänglich werden die schützenden Knorpelschichten nur angegriffen. Ist der Knorpel geschädigt, lässt die Produktion der Gelenkflüssigkeit nach. Diese versorgt die Knorpel mit wichtigen Nährstoffen und wirkt wie eine „Schmiere". Wenn sich dann Knochen auf Knochen bewegen, weil diese Schmiere fehlt, ist dies mit sehr großen Schmerzen verbunden.

Arthrose und Arthritis

Bei Arthrose ist meist nur ein Gelenk betroffen, anders bei Arthritis. Dies ist eine Gelenkentzündung, die zu den rheumatischen Erkrankungen zählt. Bei Arthritis ist die Entzündung die Ursache, bei Arthrose ist die Entzündung eine Folge des Gelenkverschleißes. Arthritis kann auch durch eine Fehlsteuerung des Immunsystems entstehen und dabei mehrere Gelenke gleichzeitig angreifen.

Die Ursachen der Arthrose sind:

- Falsche Körperhaltung
- Fehlstellung der Beine (X- oder O-Beine, Hallux valgus)
- Mangelnde Bewegung
- Ein Zuviel an Bewegung
- Übergewicht
- Nährstoffmangel
- Stoffwechselerkrankungen (Diabetes, Gicht)
- Hormonelle Störungen (Schilddrüsenerkrankung, Wechseljahre)

Bewegung ist besonders wichtig

Ist Arthrose diagnostiziert, meiden viele Menschen die Bewegung, da sie immer mit Schmerzen verbunden ist. Doch gerade dann ist Bewegung besonders wichtig. Nur durch achtsames Bewegen wird es möglich, dass die Gelenkflüssigkeit die Knorpel weiterhin mit Nährstoffen versorgt.
Entscheidend ist bei jeder Bewegung die Schmerzgrenze, sie zu beachten ist wesentlich. Das fällt gerade Sportlern und Sportlehrern schwer, denn eine Veränderung des Verhaltens ist immer am schwierigsten.
Als ich mich entschied, dieses Buch zu schreiben, kannte ich Arthrose nur von meinen Kursteilnehmern und Patienten. Während meines letzten Indienbesuchs erlitt ich jedoch ein durch

Amöbenruhr verursachtes Nierenversagen, das bei mir in Fuß-, Knie- und Handgelenken einen arthritischen Schub auslöste.
Dies hat meine Einstellung geprägt und mein Wissen gerade bei Schmerzen in den Gelenken sehr vertieft. Seit einigen Monaten habe ich meine Ernährung umgestellt, experimentiere mit vielen neuen Übungen und weiß aus eigener schmerzhafter Erfahrung, wie viel Geduld man für winzige Verbesserungen in den Gelenken braucht. Ich trinke mindestens zwei Liter Wasser pro Tag, um die Giftstoffe auszuschwemmen, und versuche, in Heiterkeit den Alltag zu bewältigen sowie tägliche Belastungen zu reduzieren.

Mit Wasser die Giftstoffe ausschwemmen

Durch diese authentische Schmerzerfahrung weiß ich, wie schwierig es ist, das richtige Maß sowie hilfreiche Übungen zu finden und durchzuführen. Immer wieder muss ich mich selbst zügeln, um mich nicht zu viel zu bewegen, denn die schmerzhafte Reaktion ist umgehend zu spüren.
Die Übungen, die ich Ihnen hier in diesem Buch vorstelle, basieren auf meinen langjährigen Erfahrungen als Körpertherapeutin und meinem eigenen Erleben der vergangenen Monate. Zum Glück kann ich sagen, dass die Übungen mir wirklich geholfen haben und noch immer helfen.
Ich wünsche Ihnen viel Freude und Kraft beim möglichst heiteren täglichen Ausprobieren.

Die körperliche und geistige Einstellung

Loslassen, sanfte Bewegungen, liebevoller Umgang mit sich selbst – all dies klingt vernünftig und wahr, ist jedoch, wenn man von täglichen Schmerzen geplagt ist, eine ständige Herausforderung.

Körperlich

Atem und Bewegung

Bei den meisten Betroffenen besteht ein Automatismus, den Atem anzuhalten. Wenn man beispielsweise mit Knie- oder Hüftproblemen vom Sofa aufsteht, hält man meist die Luft an und während des Anhaltens wird die Bewegung ausgeführt. Dieses permanente Anhalten des Atems führt zu mehr Blockaden in den Energiebahnen sowie zu Durchblutungsstörungen. Darum rate ich Ihnen, alle Bewegungen synchron mit dem fließenden Ein- oder Ausatmen durchzuführen. Wenn Sie z. B. mit Schmerzen aufstehen müssen, sprechen Sie sich vor wie eins, zwei, drei:

Entspannen – atmen – bewegen

Dann stehen Sie mit dem Einatmen auf.

Das Umsetzen dieser Worte sollte alle Ihre Bewegungen begleiten, damit Sie selbst bewusst Ihre Blockaden lösen.
Beobachten Sie, so oft wie möglich, Ihren Atem und versuchen Sie immer ein ruhiges und langsames Ein- und Ausatmen durch die Nase. Halten Sie mehrmals am Tag inne und vergewissern Sie sich Ihres ruhigen Atemflusses. Stellen Sie sich vor, dass alle Poren Ihrer Hautoberfläche lächeln.

Geistig

Gedanken ziehen lassen wie Wolken

Lassen Sie belastende und störende Gedanken möglichst immer wie Wolken an sich vorüberziehen – ohne sie festzuhalten. Versuchen Sie, allen täglichen Herausforderungen in Familie, Arbeit oder Beziehungen positiv zu begegnen und aktiv Ihre geistige Einstellung dazu zu ändern. Probieren Sie, loszulassen und nicht anzuhaften. Bewegen Sie sich geistig bewusst von Problemsituationen weg. Gehen Sie mit Ihrer Vorstellungskraft wie in einen anderen, neuen, frischen Raum.
Auch schon beim Auftauchen negativer Gedankenbilder können Sie sich eine grüne Wiese, den Sonnenaufgang oder Sonnenuntergang, die Weite auf Berggipfeln oder das Meeresrauschen vorstellen. Nehmen Sie das Bild, das Ihnen am nächsten ist. Dies schenkt, zumindest für eine gewisse Zeit, Heiterkeit und Leichtigkeit und das Problem stellt sich danach meist schon etwas verändert dar.

Nutzen Sie die Kraft der Gedanken

Die Gedankenkraft ist Ihr Instrument, mit dem Sie jederzeit negative Einstellungen, bis hin zu Schmerzen, ändern können. Gerade bei Arthrose ist das Akzeptieren und Annehmen des innewohnenden Schmerzes ein Fortschritt auf Ihrem geistigen Lebensweg.

Neben unseren Gedanken ist unser Sprechen ein äußerst wichtiger Faktor. Das Erzählen der Krankheitsgeschichte trägt zu Beginn natürlich zur Erleichterung bei. Man sollte jedoch äußerst vorsichtig sein, die Geschichte zu oft zu wiederholen. Und wenn, dann sollte man es in einer neutralen emotionalen Haltung tun und sich nicht hineinsteigern.
Das ständige Wiederholen trägt häufig zur Verschlechterung bei. Es ist wie das Festhalten des Schmerzzustandes durch Worte und könnte größtenteils vermieden werden. Achten Sie auf Ihre Worte.

Lenken Sie Ihre Aufmerksamkeit immer wieder auf Ihren Atem. Damit kommen Sie in Kontakt mit sich selbst und können durch das ruhige, langsame Ein- und Ausatmen eine innere Ausgeglichenheit herbeiführen.
Sagen Sie sich immer wieder: „Ich lasse mir nicht von zwei oder drei schmerzenden Gelenken mein Leben verderben."
Besinnen Sie sich auf Ihre Freunde, Ihre Familie und genießen Sie bewusst das gesellige Zusammensein mit anderen Men-

schen – ziehen Sie sich nicht zurück. Wenn Sie Hilfe brauchen, informieren Sie Ihren Bekanntenkreis; es gibt mehr zugewandte Menschen, als Sie glauben, die Ihnen helfen möchten. Entwickeln Sie Freude und Dankbarkeit allem Lebendigen gegenüber. Der vietnamesische Zen-Meister Thich Nhat Hanh gibt immer den Rat: „Ich habe im Augenblick schon mehr als genug, um glücklich zu sein." Diesen Satz können Sie wie ein Mantra in Ihren Alltag integrieren.

Glücklichsein im Hier und Jetzt

Meditatives Gehen

Nach meiner Erfahrung ist das meditative Gehen eine sehr wirksame Übung, um sich von geistigen, seelischen oder körperlichen Schmerzen zu befreien. Legen Sie, nach dem Lesen der folgenden Übung, das Büchlein zur Seite und probieren Sie es gleich einmal aus – wo immer Sie sich auch befinden.

- Stellen Sie sich gerade hin, die Knie locker, das Kinn leicht angezogen, die Schultern locker nach unten, die rechte Hand umfasst das linke Handgelenk am hinteren unteren Rücken.
- Nun heben Sie den rechten Oberschenkel langsam an (so weit es Ihnen möglich ist) und setzen den schwebenden entspannten rechten Fuß mit der Ferse über die Außenkante hin zu den Zehen auf den Boden.
- Dabei hebt sich die Ferse des linken Beines, sodass Sie auf dem Ballen stehen.

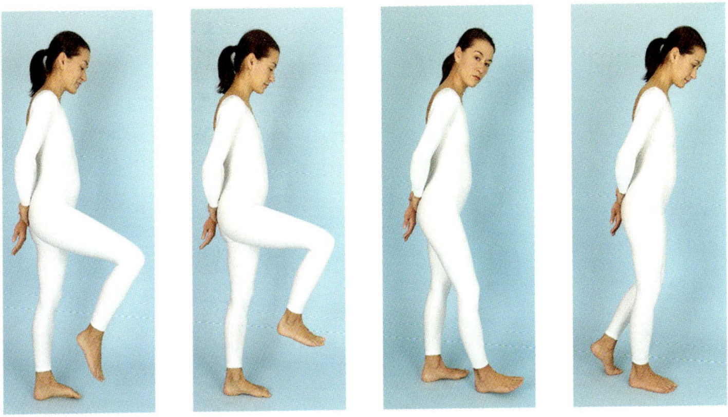

- Dann heben Sie den linken Oberschenkel langsam an (so weit es Ihnen möglich ist) und setzen den schwebenden entspannten linken Fuß mit der Ferse über die Außenkante hin zu den Zehen auf den Boden.
- Seien Sie dabei ganz achtsam und nehmen Sie alle Muskelbewegungen wahr, als würden Sie zum ersten Mal gehen. Entwickeln Sie eine kindliche Neugier beim Wiederentdecken scheinbar altbekannter Bewegungsabläufe.
- Ideal wäre, wenn Sie dies mindestens fünfzehn Minuten üben könnten, nach oben hin sind keine Grenzen gesetzt (in der buddhistischen Tradition wird das meditative Gehen mindestens fünfundvierzig Minuten geübt).

Die basische Ernährung

Ich bin keine ausgebildete Ernährungswissenschaftlerin, dennoch beschäftigt mich das Thema seit meiner Kindheit, angefangen bei meinem Vater, der anthroposophischer Arzt war, über all meine Ausbildungen bis hin zu Jörg Krebber, der sich durch basische Ernährung selbst geheilt hat. Gerade bei Arthritis und Arthrose spielt die Nahrung, die wir dem Körper zur Verfügung stellen, eine wichtige Rolle: Eine Übersäuerung führt zu Schmerzen in den Gelenken.

Selbstheilung durch basische Ernährung

Deshalb möchte hier kurz auf die wichtigsten Grundregeln eingehen. Ich rate Ihnen jedoch, sich gegebenenfalls fachkundig beraten zu lassen (z. B. www.puravita.de).

Zur Schmerzlinderung wurde mir Weihrauch und Himbeerextrakt empfohlen, die ich als hilfreich empfand.

Trinken

Das A und O zur Entsäuerung und Entschlackung ist das Trinken von zwei Litern Wasser pro Tag. Am besten beginnen Sie morgens mit einem Becher heißem/warmem Wasser, möglichst eine halbe Stunde vor dem Frühstück. Steigern Sie das

Trinken von warmem Wasser vor dem Frühstück auf drei Tassen innerhalb eines Monats.
Zum Ausschwemmen der Giftstoffe ist besonders Brennnessel- und Ingwertee zu empfehlen. Achtung: Ingwer lässt den Blutdruck steigen, deshalb dosiert anwenden.

Essen

Auch eine Veränderung unseres Essverhaltens ist notwendig, aber genauso schwierig wie eine Veränderung der geistigen Einstellung. Unsere Ernährung sollte biologisch und basisch sein, d. h. bevorzugen Sie: Brokkoli, Sauerkraut, Rotkraut, Rote Bete, Zitrone, Hülsenfrüchte, Aprikosen, Feigen, Braunhirse, sonstige Getreidearten wie Gerste und Dinkel, Leinöl und Quark. Ich bin froh, dass mir die Umstellung zu einem morgendlichen Kinderbrei gelungen ist, von dem ich heute weiß, dass er mir sehr guttut.

Basische Lebensmittel

Mein Vorschlag fürs Frühstück:

Am Vorabend weiche ich zwei Esslöffel Braunhirse, einen Teelöffel Leinsamen, eine getrocknete Feige und eine getrocknete Aprikose in Wasser ein. Am Morgen koche ich das Ganze kurz mit Getreide, z. B. Chufli Tibet, auf. Sie können den Brei nach Bedarf mit Honig süßen. Schmeckt (inzwischen) köstlich.

Mittags esse ich sehr gern Kartoffeln mit Quark und Leinöl und abends eine Nudelsuppe mit Gemüse.
Achten Sie bei der Auswahl Ihres Essens und Ihrer Getränke darauf, dass Sie mit genügend Vitaminen, Mineralien und Antioxidantien versorgt sind.
Antioxidantien schützen unsere Zellen vor freien Radikalen. In den folgenden Lebensmitteln sind sie besonders zahlreich enthalten: Cranberries, Aroniabeeren, Himbeeren, Blaubeeren, Preiselbeeren, Kidneybohnen, schwarze Bohnen, getrocknete Pflaumen, Pekannüsse etc.
Verzichten Sie auf jede Art von Zucker oder Honig.
Vermeiden Sie gereinigtes, gebleichtes Salz. Verwenden Sie stattdessen unbehandeltes Streusalz in Kristallform oder Himalayasalz. Wenn Sie Kristallsalz im Backofen erhitzen und in Baumwollsäckchen auf die schmerzenden Gelenke als Packung geben, kann dies Wunder bewirken.
Jede übertriebene Sorge um die Ernährung oder die Bewegung ist immer kontraproduktiv.

Bleiben Sie heiter und gelassen bei allem,
was Sie tun, und genießen Sie Ihr Leben.

Das Arthrose-Übungsprogramm

Alle Beweglichkeitsübungen sollten in lockerer, atmungsaktiver Kleidung durchgeführt werden.
Nehmen Sie sich immer genügend Zeit, um das gesamte Dehnungs- und Übungsprogramm heiter durchzuführen. Auch wenn Sie nur an einem Gelenk Schmerzen empfinden, ist es besser, alle Gelenke zu bewegen, weil die Gesamtbewegung sehr wichtig ist. Suchen Sie sich jeweils eine Übung aus den verschiedenen Gelenkbereichen aus und wechseln Sie sie später.
Achten Sie besonders auf Ihren fließenden Atem während aller Übungen. Konzentrieren Sie sich immer auf das, was Sie gerade tun, und beobachten Sie gleichzeitig Ihren Atem dabei.
So vermeiden Sie auch ein Zuviel an Bewegung, da Sie Ihre Schmerzgrenze rechtzeitig wahrnehmen. Achtsames und konzentriertes Üben ist die Voraussetzung für Ihre Heilung.

Die Schmerzgrenze wahrnehmen

Mit dem Atem und der vermehrten Sauerstoffaufnahme werden die Kraftwerke der Zellen, die Mitochondrien, angeregt, neue Zellen zu bilden und alte verbrauchte zu eliminieren. Dies schenkt mehr Energie und Freude beim Durchführen sämtlicher Übungen.

Alle Übungen im Sitzen und Stehen können Sie noch besser im Wasser bei 28 – 32 °C durchführen. Im Wasser gibt es niemals ein Zuviel. Das Körpergewicht wird im Wasser um ein Sechstel minimiert, Sie können dadurch Übungen und Bewegungen ausführen, die ansonsten zu schmerzhaft wären.

Noch zwei Tipps vorweg:

- Auch Schwimmen ist sehr zu empfehlen, vermeiden Sie jedoch Brustschwimmen, denn dadurch wird die untere Wirbelsäule zu stark belastet. Rückenschwimmen bzw. Rückenkraulen hält den gesamten Körper geschmeidig.
- Bei Knie- und Hüftproblemen ist Fahrradfahren eine wunderbare Möglichkeit, sich an frischer Luft zu bewegen. Die Knie- und Hüftgelenke werden durch den Sattel, der Ihr Gewicht trägt, entlastet. Wirklich maßvolles Bewegen ermöglicht das Fahren eines E-Bikes (www.e-bike-world.com).

Füße

Die Füße tragen unser ganzes Gewicht unser ganzes Leben lang und werden meist zu wenig beachtet. Schenken Sie Ihren Füßen und Zehen viel Aufmerksamkeit und Konzentration z. B. beim Abtrocknen und Eincremen. Alle Ihre Haltungsschwächen zeigen sich auch an Ihren Füßen (z. B. Hallux valgus).
Die Fußübungen können Sie im Sitzen oder im Liegen ausführen. Es ist nicht entscheidend, ob Sie auf dem Boden oder einem Stuhl sitzen.
Üben Sie immer zwischendurch die Beweglichkeit all Ihrer Zehen sowie Ihrer Füße.
Achten Sie besonders auf Ihre große Zehe, sie sollte immer auf einer Linie mit der Innenseite der Ferse sein. Tragen Sie Flip Flops, das bringt die große Zehe immer wieder zurück in die ursprüngliche Position.

Das Fußprogramm

Übung 1

- Sitzen Sie aufrecht und gelöst, atmen Sie langsam, ruhig und entspannt durch Ihre Nase ein und aus. Üben Sie in Heiterkeit.

- Stellen Sie beide Füße parallel und hüftbreit auseinander auf den Boden.

A

- Ziehen Sie beide große Zehen nach oben und drücken Sie die vier anderen Zehen nach unten auf den Boden.
- Sollte es Ihnen nicht gelingen, helfen Sie mit den Händen nach.

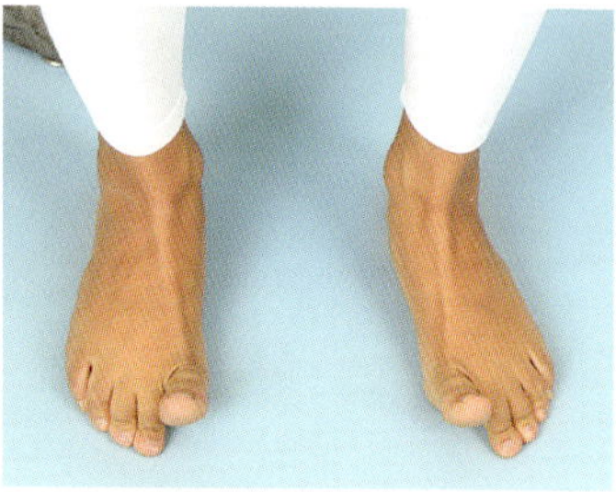

- Wiederholen Sie dies sechs- bis neunmal.

B

- Drücken Sie dann die großen Zehen auf den Boden und die vier anderen Zehen in die Luft.
- Sollte es Ihnen nicht gelingen, helfen Sie mit den Händen nach.
- Wiederholen Sie dies sechs- bis neunmal.

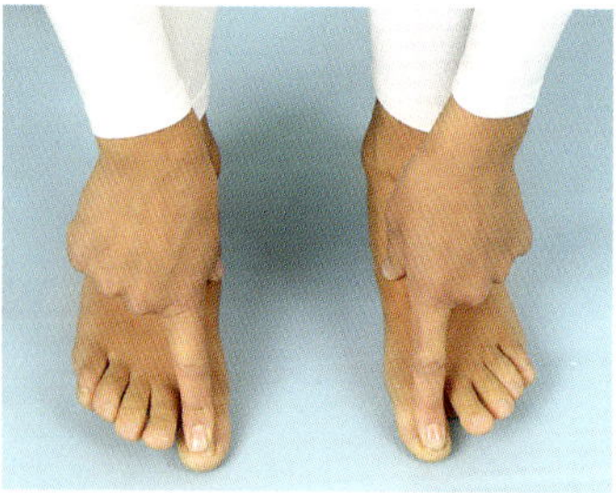

Übung 2

- Sitzen Sie aufrecht und gelöst, atmen Sie langsam, ruhig und entspannt durch Ihre Nase ein und aus. Üben Sie in Heiterkeit.
- Ziehen Sie dann all Ihre Zehen nach unten innen (Füße wie mit einem Schwamm zusammendrücken).
- Dann strecken Sie alle Zehen nach vorn und spreizen sie auseinander.
- Wiederholen Sie dies sechs- bis neunmal.

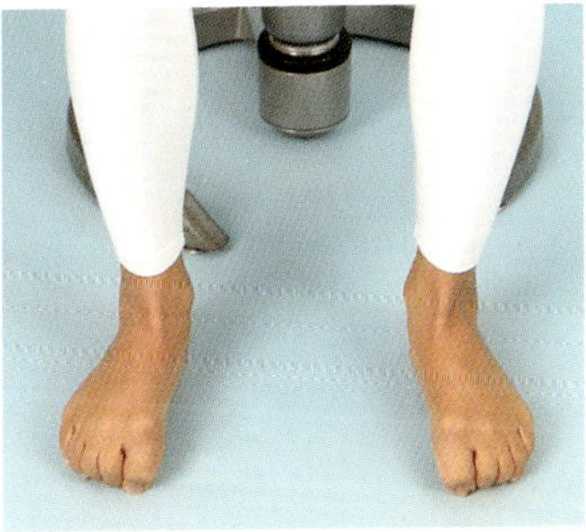

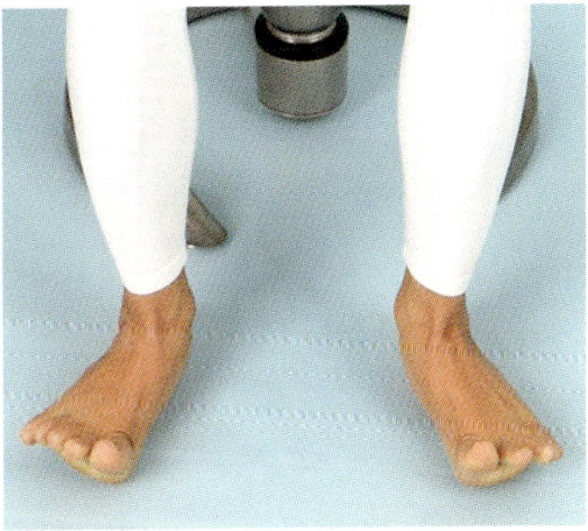

Übung 3

- Sitzen Sie aufrecht und gelöst, atmen Sie langsam, ruhig und entspannt durch Ihre Nase ein und aus. Üben Sie in Heiterkeit.
- Kreisen Sie Ihre Füße im Fußgelenk sechsmal nach innen und sechsmal nach außen.

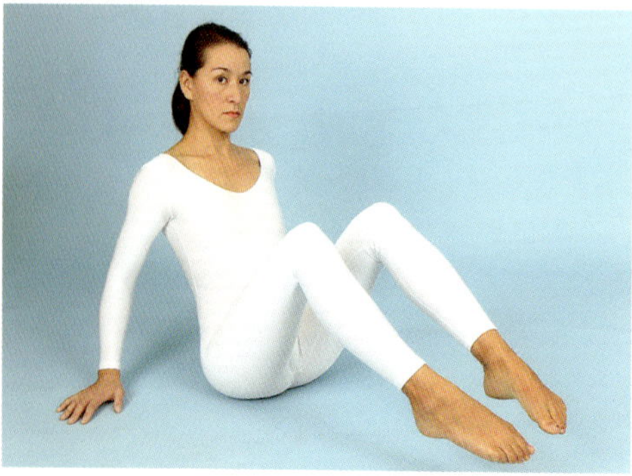

- Wiederholen Sie dies sechs- bis neunmal.

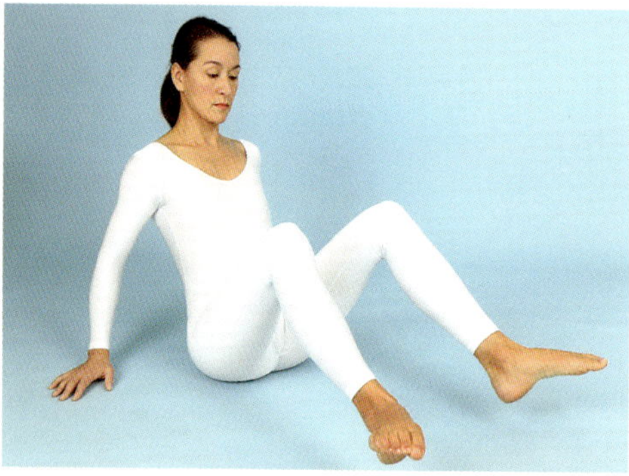

Übung 4 (Venenpumpe)

- Sitzen Sie aufrecht und gelöst, atmen Sie langsam, ruhig und entspannt durch Ihre Nase ein und aus. Üben Sie in Heiterkeit.

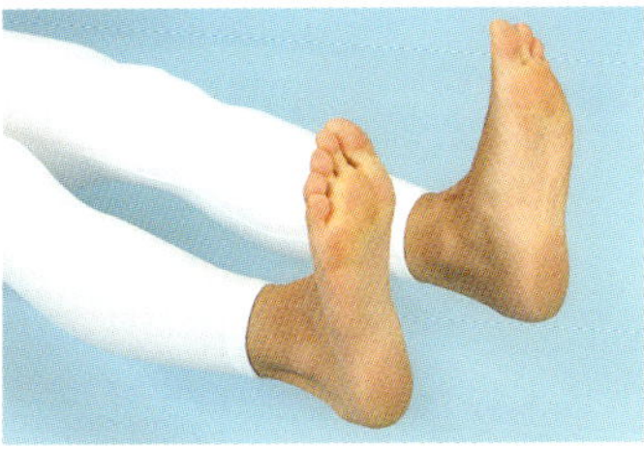
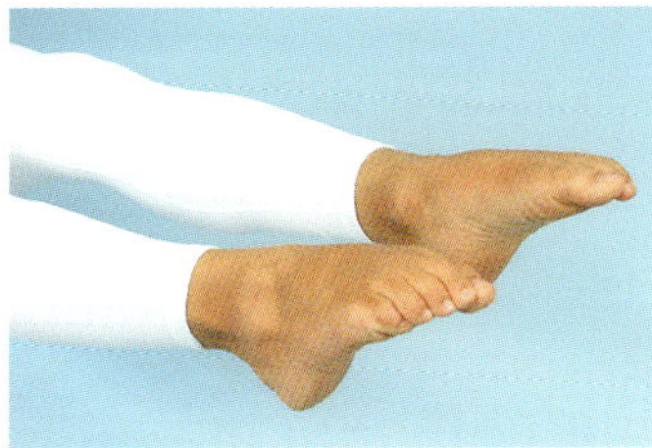

- Winkeln Sie Ihren Fuß ab (dabei wird die Ferse nach vorn geschoben).
- Strecken Sie dann die Fußspitzen nach vorn, so als wollten Sie mit allen Zehen den Boden berühren.
- Wiederholen Sie dies sechs- bis neunmal.

Übung 5

Stellen Sie sich aufrecht hin, atmen Sie langsam, ruhig und entspannt durch Ihre Nase ein und aus. Üben Sie in Heiterkeit. Gehen Sie ein paar Schritte im Ballenstand vorwärts und dann auf der Ferse rückwärts. Steigern Sie die Dauer des Vor- und Rückwärtsgehens.

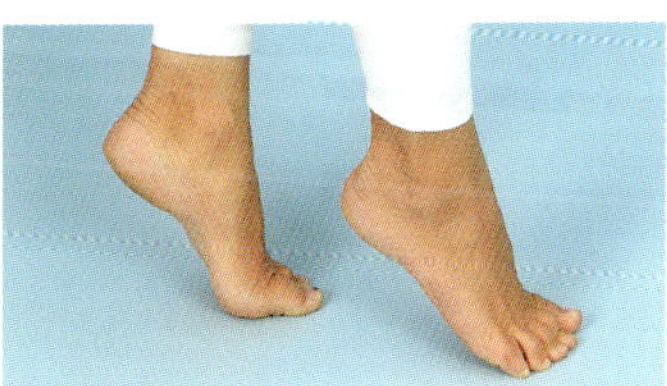
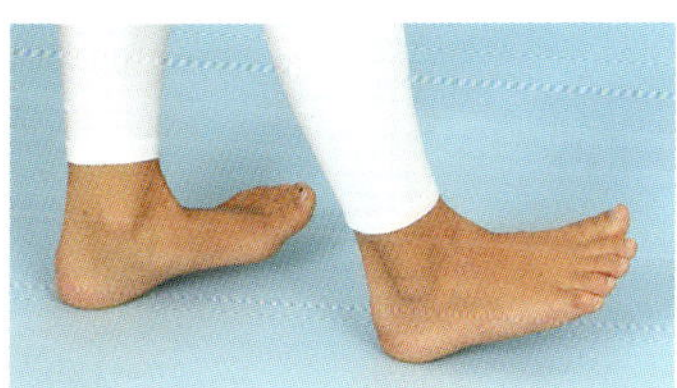

Knie

Das Kniegelenk gehört zu den vielen Wundern unseres Körpers. Es führt durchschnittlich ca. 1500 Beugebewegungen pro Tag aus. Da ist es nicht verwunderlich, dass es sehr häufig zu Verschleißerscheinungen kommt.

Achten Sie darauf, dass Ihre Knie nie ganz durchgestreckt sind, wenn Sie stehen, weil dadurch die Energie in der Lendenwirbelsäule und in Ihren Kniegelenken blockiert wird.
Umfassen Sie immer wieder zwischendurch im Sitzen mit beiden Händen Ihr Knie und lassen Sie den Unterschenkel locker pendeln. Sie spüren sehr genau Ihre Schmerzgrenze.

- Beim Treppensteigen achten Sie beim Abwärtsgehen darauf, dass Sie Ihr schmerzendes Bein durchstrecken, stellen Sie es dabei eine Stufe nach unten und ziehen Sie das gesunde Bein nach.
- Beim Aufwärtssteigen machen Sie es umgekehrt. Sie steigen mit Ihrem gesunden Bein eine Stufe höher und ziehen das schmerzende gestreckte Bein nach.

Halten Sie möglichst Ihre Knie nie lange still. Sanftes Bewegen wie Gewichtsverlagerungen vom linken Fuß auf den rechten

Fuß, liebevolles Wiegen oder fließende Bewegungen helfen, Ihre Knie zu schonen.
Legen Sie die Beine, wann immer möglich, hoch, solange Sie es als wohltuend empfinden.

Das Knieprogramm

Kniemassage

Durch eine Kniemassage lernen wir, unsere Knie besser wahrzunehmen, ihre Form und auch die schmerzenden Stellen.
Mit unseren Händen leiten wir heilende Energie durch unsere Kniegelenke.
Beginnen Sie mit Ihrem linken Knie, auch wenn es das rechte ist, das schmerzen sollte. Wir behandeln und üben immer beidseitig und nehmen uns für das schmerzende Gelenk einfach mehr Zeit.

- Setzen Sie sich bequem auf einen Stuhl. Beide Füße stehen parallel und hüftbreit am Boden. Der Winkel der Oberschenkel/Unterschenkel sollte neunzig Grad sein.
- Nehmen Sie nun beide Hände jeweils seitlich an Ihr linkes Knie und strömen Sie von der Mitte beider Hände Energie durch Ihr Kniegelenk. (Nehmen Sie die Mittel- und Ringfinger und drücken sie in die Mitte Ihrer Handflächen. Dort befindet sich der aus der Traditionellen Chinesischen Medizin bekannte Lao-Gong-Punkt, Menschenpforte. Konzentrieren Sie sich auf diese Energiepforte beim Strömen.)

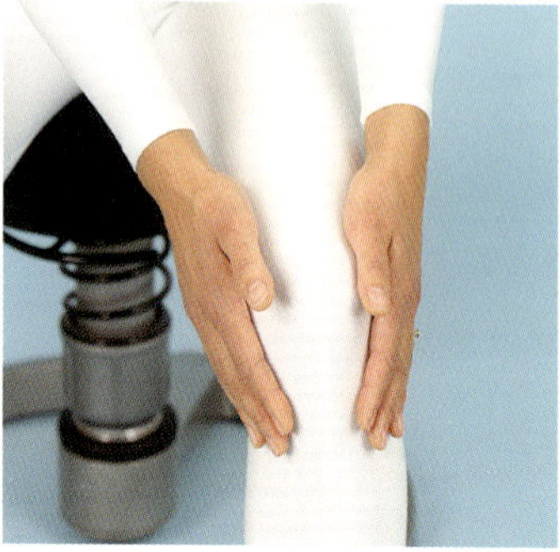

- Visualisieren Sie beim Einatmen, wie gelbweißes oder silberweißes heilendes Licht von einer Hand durch Ihr Kniegelenk zur anderen Hand strömt.
- Strömen Sie Ihre Heilenergie mindestens zwei Minuten lang.
- Massieren Sie dann mit zwei Fingern oder Knöcheln kreisförmig neunmal um Ihre Knie im Uhrzeigersinn herum.

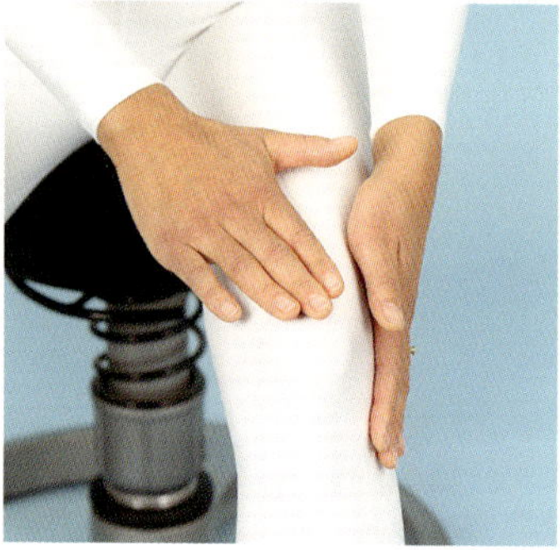

- Wiederholen Sie das Kreisen auch neunmal gegen den Uhrzeigersinn.
- Wechseln Sie dann zum anderen Knie.

Diese Übung können Sie überall zwischendurch machen, egal ob im Taxi, bei der Zugfahrt, während einer langweiligen Besprechung oder beim Fernsehen. Probieren Sie es aus, Sie erleben sofort, wie angenehm wohltuend diese so einfache Berührung sich auswirkt.

Knieübungen

Übung 1

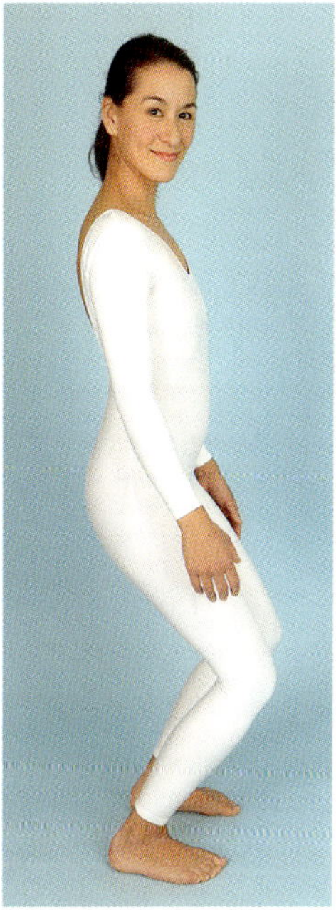

- Sie stehen aufrecht, die Füße parallel, hüftbreit auseinander.
- Strecken und beugen Sie Ihre Knie in einer sehr sanften Schüttelbewegung, so als würden Ihre Kniegelenke über eine Rolle gleiten, bitte keine abgehackten Bewegungen. Die Füße bleiben dabei fest auf dem Boden.
- Sie können sich dabei vorstellen, dass Sie all Ihre Energiebahnen glätten und während Ihres Einatmens Energie aufnehmen und beim Ausatmen verbrauchte Energie und Schmerzen durch Ihre Beine und Füße ausleiten.
- Machen Sie dies mindestens fünf Minuten.

Übung 2

- Sie stehen aufrecht, die Füße parallel, hüftbreit auseinander.
- Fassen Sie mit Ihrer rechten Hand hinter Ihrem Rücken Ihr linkes Fußgelenk und bleiben Sie möglichst aufrecht sechs

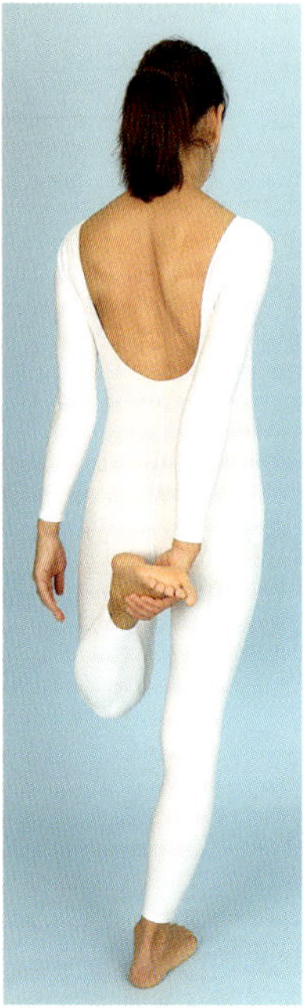

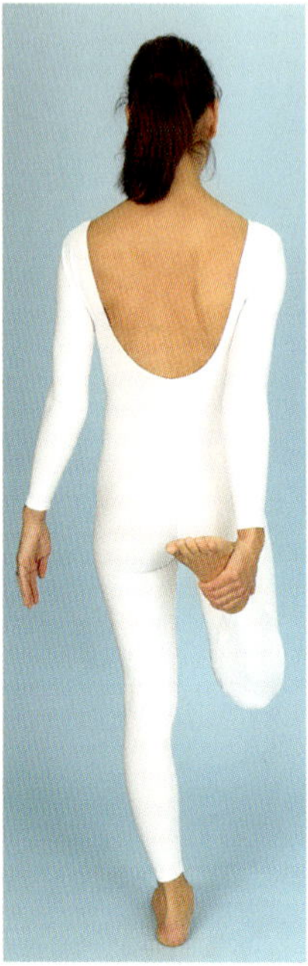

bis neun Atemzüge lang dabei stehen. Achten Sie auf eine durchgestreckte Leiste, eine aufrechte Haltung und vergessen Sie das Lächeln nicht.

- Fassen Sie mit Ihrer linken Hand hinter Ihrem Rücken Ihr rechtes Fußgelenk und bleiben Sie möglichst aufrecht sechs bis neun Atemzüge lang dabei stehen. Achten Sie auf eine durchgestreckte Leiste, eine aufrechte Haltung und vergessen Sie das Lächeln nicht.
- Fassen Sie nun mit Ihrer rechten Hand hinter Ihrem Rücken Ihr rechtes Fußgelenk und bleiben Sie möglichst aufrecht sechs bis neun Atemzüge lang dabei stehen. Achten Sie auf eine durchgestreckte Leiste, eine aufrechte Haltung und vergessen Sie das Lächeln nicht.

- Fassen Sie nun mit Ihrer linken Hand hinter Ihrem Rücken Ihr linkes Fußgelenk und bleiben Sie möglichst aufrecht sechs bis neun Atemzüge lang dabei stehen. Achten Sie auf eine durchgestreckte Leiste, eine aufrechte Haltung und vergessen Sie das Lächeln nicht.

Übung 3

Diese Übung zur Kräftigung Ihrer Oberschenkelmuskulatur stabilisiert die Bänder und die Kniegelenke.

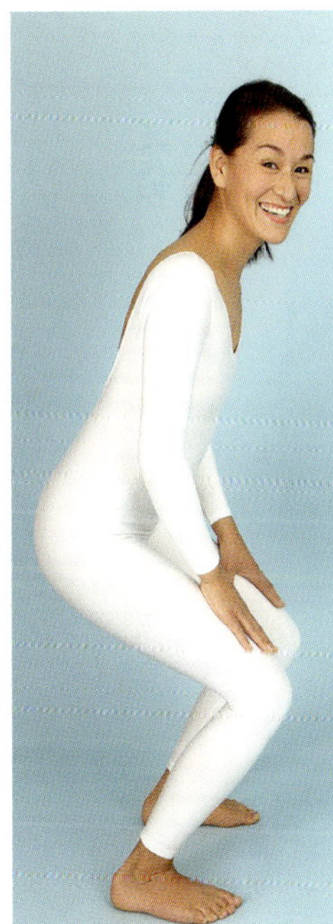

- Sie stehen aufrecht, die Füße parallel, hüftbreit auseinander.
- Beugen Sie Ihren Oberkörper leicht nach vorn.
- Stützen Sie Ihre Oberarme auf den Oberschenkeln ab und wippen Sie sanft und gleitend wie auf einem Kugelgelenk. Achten Sie auf eine runde Bewegung, kein Auf-und-ab-Wippen.
- Beginnen Sie mit drei Minuten und steigern Sie diese Übung langsam täglich um eine Minute. Nach oben ist keine Grenze gesetzt, solange Sie auf Ihre Schmerzgrenze achten.

Hüfte

Das Hüftgelenk ist nach dem Kniegelenk das zweitgrößte Gelenk des menschlichen Körpers. In der östlichen Medizin ist die Hüfte der Übergang von Himmel und Erde, von Yang und Yin. Sie steht mit den Oberschenkeln, dem Becken und der Lendenwirbelsäule in engster Verbindung und ist für unsere Aufrichtung durch die Streckung in der Leiste äußerst wichtig.

Das Hüftprogramm

Übung 1

- Stellen Sie sich aufrecht hin, beide Füße stehen parallel und hüftbreit auseinander. Achten Sie auf Ihr Lächeln.
- Halten Sie sich mit Ihrer linken Hand z. B. an Ihrem Fensterbrett oder einem Türgriff fest. Lassen Sie Ihr rechtes Bein mindestens sechs- bis neunmal vor und zurück schwingen. **[1–2]**
- Kreisen Sie mit Ihrem Bein dann mindestens sechs- bis neunmal nach innen.
- Kreisen Sie mit Ihrem Bein dann mindestens sechs- bis neunmal nach außen. **[3–6]**
- Machen Sie dann die Übung mit Ihrem linken Bein.

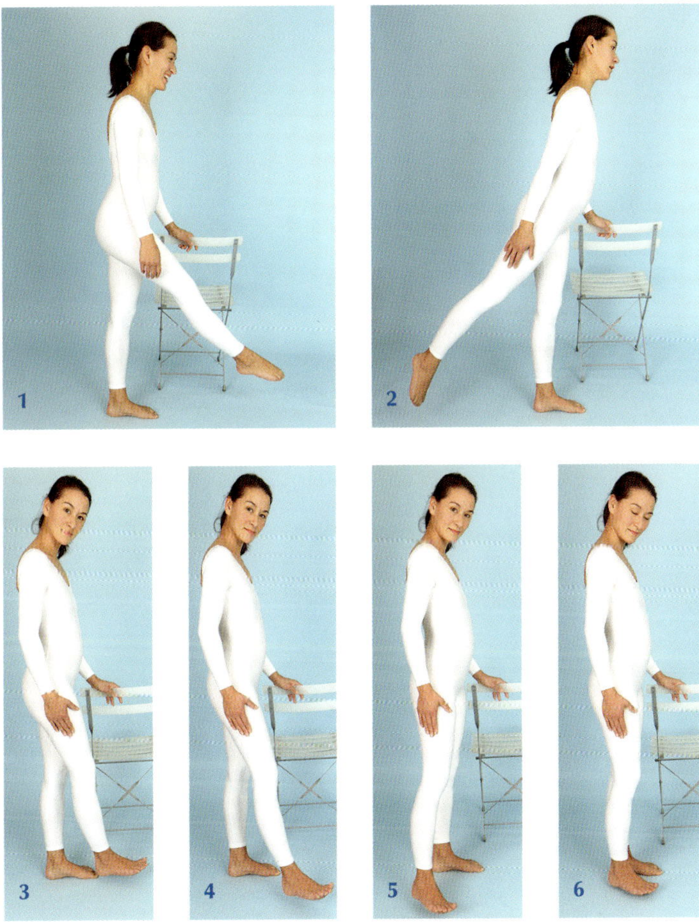
1
2
3
4
5
6

Übung 2

- Legen Sie sich mit dem Rücken auf den Boden. Stellen Sie beide Füße hüftbreit parallel auf den Boden.
- Mit dem nächsten Einatmen ziehen Sie beide Knie an den Bauch und strecken dann beide Beine mit abgewinkelten Füßen zur Decke.
- Achten Sie auf Ihre fließende Atmung.
- Nun drehen Sie die Füße mit gestreckten Beinen mindestens sechs- bis neunmal nach innen und außen, die großen Zehen zueinander und auseinander.
- Lassen Sie die Unterschenkel wieder locker, stellen beide Füße wieder auf und legen die Beine entspannt auf den Boden.
- Wiederholen Sie dies sechs- bis neunmal.

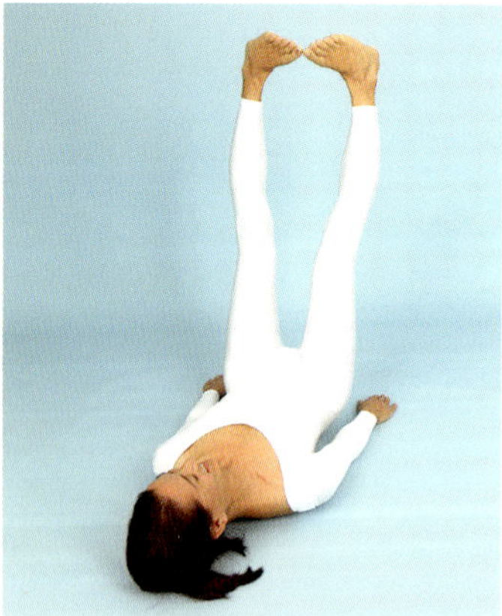
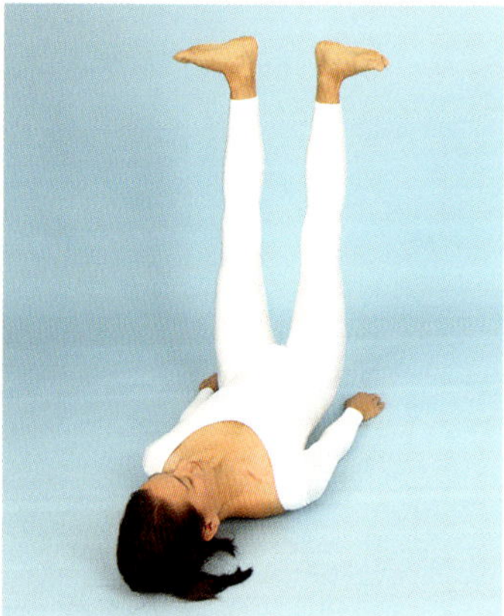

Übung 3

A

- Legen Sie sich mit dem Rücken auf den Boden. Stellen Sie beide Füße hüftbreit parallel auf den Boden.
- Atmen Sie langsam, ruhig und ausgeglichen.
- Lassen Sie mit Ihrem nächsten Ausatmen langsam und vorsichtig Ihren abgewinkelten rechten Ober- und Unterschenkel zur rechten Seite vorsichtig bis zu Ihrer Schmerzgrenze sinken.

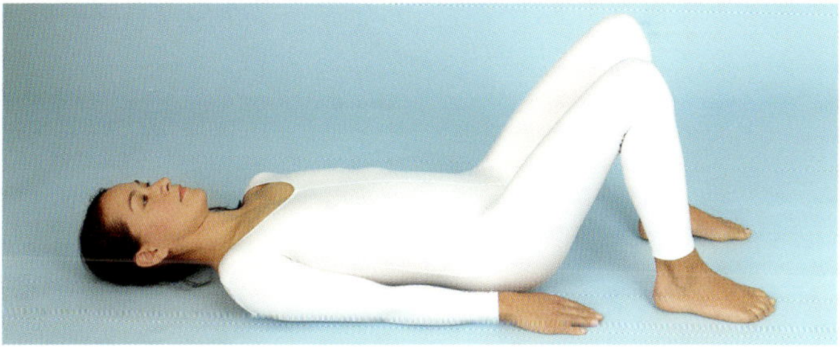

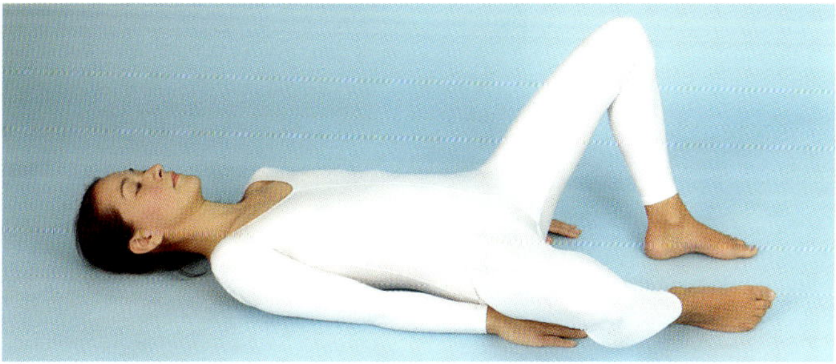

- Mit Ihrem nächsten Einatmen führen Sie Ober- und Unterschenkel wieder in ihre Ausgangsposition zurück.
- Wiederholen Sie dies achtsam und heiter sechs- bis neunmal.

- Lassen Sie mit Ihrem nächsten Ausatmen langsam und vorsichtig Ihren abgewinkelten linken Ober- und Unterschenkel zur linken Seite vorsichtig bis zu Ihrer Schmerzgrenze sinken.

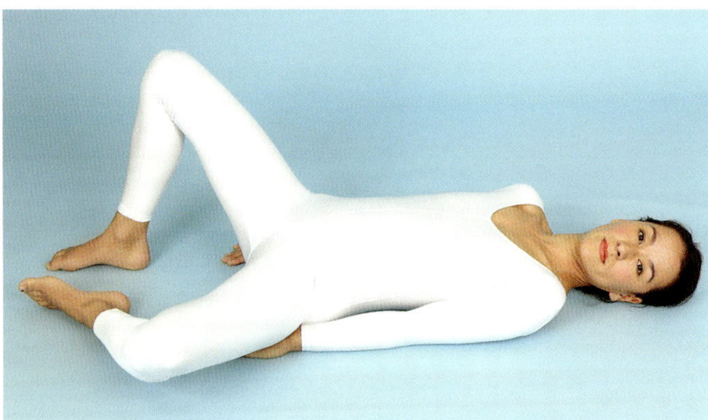

- Mit Ihrem nächsten Einatmen führen Sie Ober- und Unterschenkel wieder in ihre Ausgangsposition zurück.
- Wiederholen Sie dies achtsam und heiter sechs- bis neunmal.

B

- Lassen Sie nun mit Ihrem nächsten Ausatmen langsam und vorsichtig Ihren abgewinkelten rechten Ober- und Unterschenkel zur rechten Seite vorsichtig bis zu Ihrer Schmerzgrenze sinken und bleiben Sie in Ihrer größtmöglichen Dehnung neun Atemzüge lang (auch kürzer, wenn es Ihnen wehtut).
- Mit Ihrem nächsten Einatmen führen Sie Ober- und Unterschenkel wieder in ihre Ausgangsposition zurück.
- Wiederholen Sie diese lange Variante heiter und achtsam mindestens dreimal. Genießen Sie die Öffnung Ihrer Leisten und Ihres Beckens.

- Lassen Sie nun mit Ihrem nächsten Ausatmen langsam und vorsichtig Ihren abgewinkelten linken Ober- und Unterschenkel zur linken Seite vorsichtig bis zu Ihrer Schmerzgrenze sinken und bleiben Sie in Ihrer größtmöglichen Dehnung neun Atemzüge lang (auch kürzer, wenn es Ihnen wehtut).

- Mit Ihrem nächsten Einatmen führen Sie Ober- und Unterschenkel wieder in ihre Ausgangsposition zurück.
- Wiederholen Sie diese lange Variante heiter und achtsam mindestens dreimal. Genießen Sie die Öffnung Ihrer Leisten und Ihres Beckens.

C

- Lassen Sie nun mit Ihrem nächsten Ausatmen langsam und vorsichtig Ihre beiden abgewinkelten Ober- und Unterschenkel zur Seite vorsichtig bis zu Ihrer Schmerzgrenze sinken.
- Mit Ihrem nächsten Einatmen führen Sie Ober- und Unterschenkel wieder in ihre Ausgangsposition zurück.
- Wiederholen Sie dies heiter und achtsam mindestens sechs- bis neunmal.

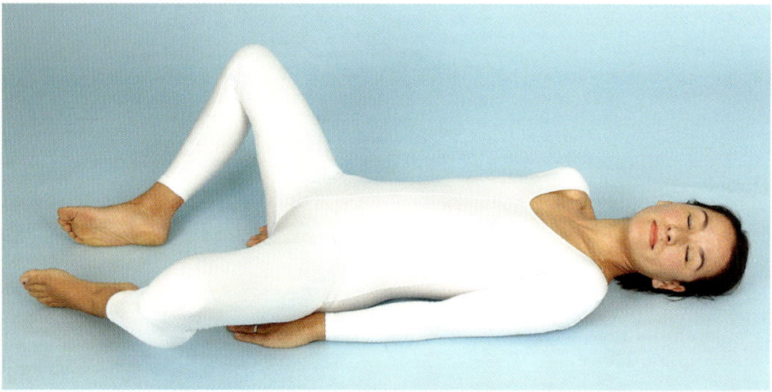

D

- Lassen Sie nun mit Ihrem nächsten Ausatmen langsam und vorsichtig Ihre beiden abgewinkelten Ober- und Unterschenkel zur Seite vorsichtig bis zu Ihrer Schmerzgrenze sinken und bleiben in Ihrer größtmöglichen Dehnung neun Atemzüge lang (auch kürzer, wenn es Ihnen wehtut).

- Mit Ihrem nächsten Einatmen führen Sie Ober- und Unterschenkel wieder in ihre Ausgangsposition zurück.
- Wiederholen Sie diese lange Variante heiter und achtsam mindestens dreimal. Genießen Sie die Öffnung Ihrer Leisten und Ihres Beckens.

Übung 4

- Bringen Sie beide Füße ein paar Zentimeter weiter nach vorn, sodass der Winkel von Ober- und Unterschenkel halbiert wird.
- Winkeln Sie beide Füße ab (ziehen Sie die Zehen Richtung Knie).
- Achten Sie während der nun folgenden Anspannung besonders auf Ihren fließenden Atem.
- Spannen Sie Ihre Waden kräftig an.
- Spannen Sie Ihre Oberschenkel kräftig an.

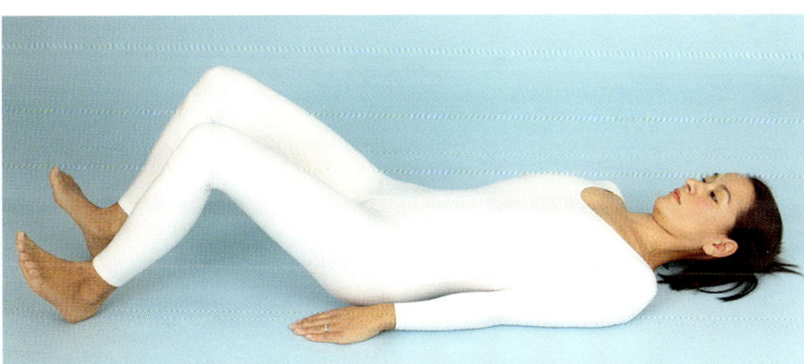

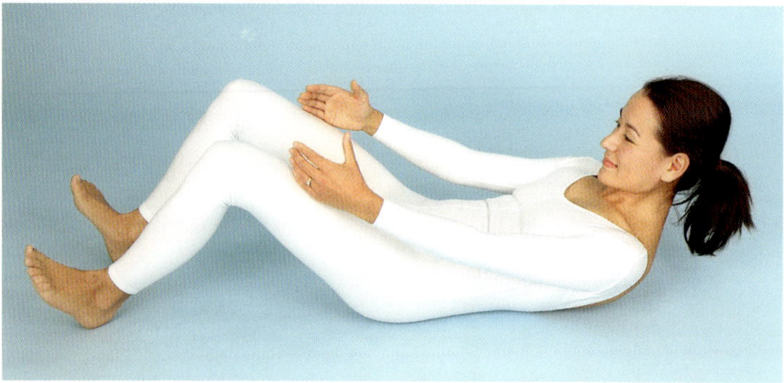

- Drücken Sie Ihren unteren Rücken (Lendenwirbelsäule) auf den Boden.
- Nehmen Sie Ihre Schultern nach unten.
- Heben Sie langsam Ihren Kopf und halten Sie Ihre geöffneten Arme vor sich, als würden Sie einen Ball über Ihren Oberschenkeln halten.
- Halten Sie auch hier die Luft niemals an.
- Atmen Sie mehrere Atemzüge durch und lösen Sie entspannt diese Übung in Ihrer Rückenlage wieder auf.
- Wiederholen Sie dies sechs- bis neunmal.

Hände

Wenn unsere Hände und Handgelenke heil sind, bemerken wir gar nicht, für wie viele Tätigkeiten wir sie brauchen. Schmerzen sie jedoch, können wir uns nicht auf den Boden legen, in die Badewanne steigen oder Schraubverschlüsse öffnen.

Das Handprogramm

Übung 1

- Sie sitzen aufrecht, entspannt und heiter auf einem Stuhl.
- Sie halten Ihre Hände in Verlängerung Ihrer Unterarme vor sich, die Handflächen zeigen zum Boden.
- Konzentrieren Sie sich auf Ihre Finger.

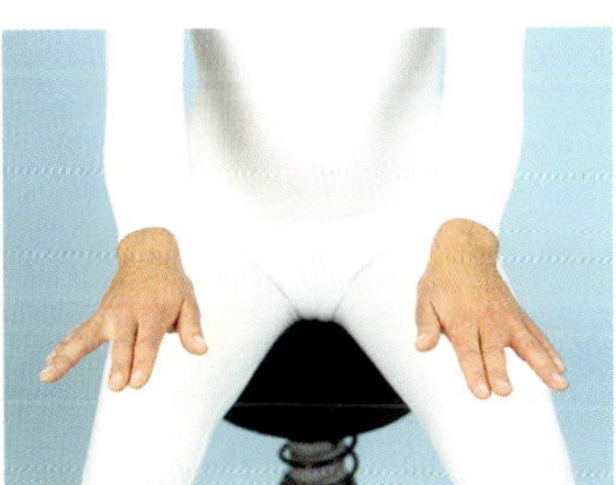

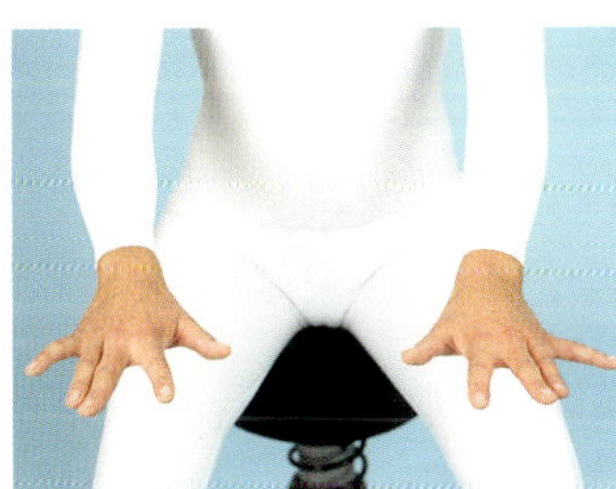

- Achten Sie auf Ihren Atemfluss.
- Öffnen Sie zu einem großen V zwischen Mittelfinger und Ringfinger.
- Halten Sie dann Mittelfinger und Ringfinger geschlossen und öffnen zwei Vs zwischen Ringfinger und kleinem Finger sowie Zeigefinger und Mittelfinger.
- Wiederholen Sie dies mindestens sechs- bis neunmal.

Übung 2

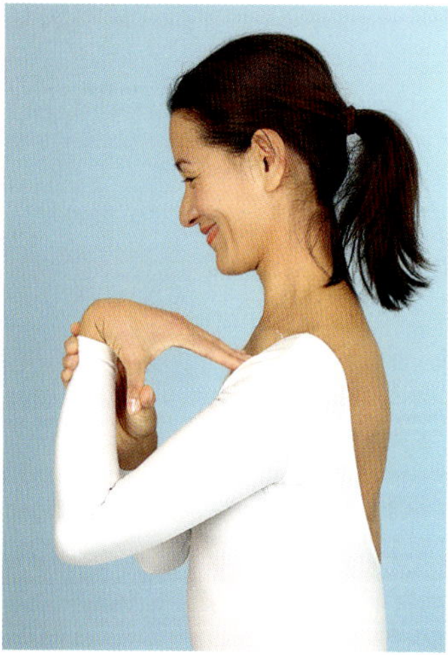

- Sie sitzen aufrecht, entspannt und heiter auf einem Stuhl.
- Drücken Sie mit Ihrer rechten Hand Ihren linken Daumen in Richtung Unterarm.
- Versuchen Sie, mit dem Daumen Ihren Unterarm zu berühren.
- Verzweifeln Sie nicht, wenn es nicht gleich möglich ist, üben Sie geduldig und freuen Sie sich täglich an Ihren Fortschritten.
- Üben Sie dann mit dem rechten Daumen.

Übung 3

A

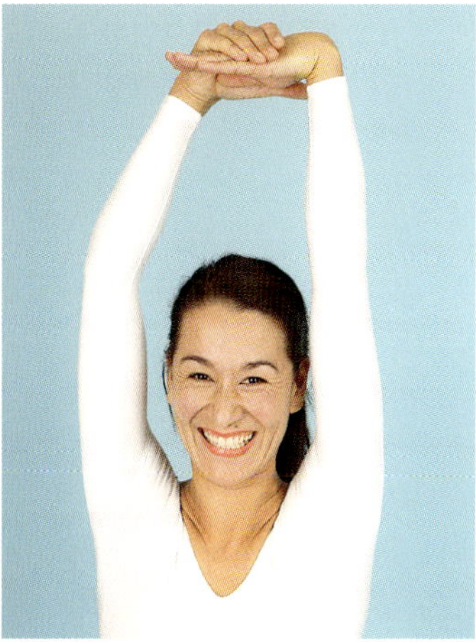

- Sie sitzen aufrecht, entspannt und heiter auf einem Stuhl.
- Strecken Sie beide Arme neben Ihrem Kopf hoch zur Decke.
- Winkeln Sie Ihre linke Hand nach innen ab (Handrücken zur Decke) und drücken Sie mit dem rechten Handteller Ihre linke Hand über der Kopfmitte nach unten.
- Ihre Ellbogen sollten gestreckt bleiben.
- Atmen Sie langsam, ruhig und heiter. Achten Sie auf Ihre Schmerzgrenze und wiederholen Sie die Übung sechs- bis neunmal.
- Machen Sie die Übung dann mit der anderen Seite.

B

- Strecken Sie beide Arme neben Ihrem Kopf hoch zur Decke.
- Winkeln Sie Ihre linke Hand nach innen ab (Handrücken zum Boden) und drücken Sie mit Ihrem rechten Handteller

Ihre linke Hand nach unten, möglichst über der Kopfmitte.
- Ihre Ellbogen sollten gestreckt bleiben.
- Atmen Sie langsam, ruhig und heiter. Achten Sie auf Ihre Schmerzgrenze und wiederholen Sie die Übung sechs- bis neunmal.
- Machen Sie die Übung dann mit der anderen Seite.

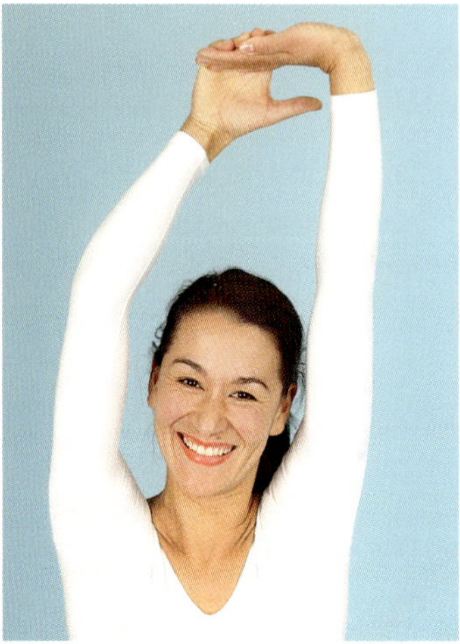

Übung 4

A

- Sie sitzen aufrecht, entspannt und heiter auf einem Stuhl.
- Kreisen Sie so groß wie möglich mit beiden Händen mindestens sechs- bis neunmal nach innen.
- Kreisen Sie so groß wie möglich mit beiden Händen mindestens sechs- bis neunmal nach außen.

B

- Legen Sie dann beide Daumen auf der Handinnenfläche Richtung kleiner Finger.

- Drehen Sie die Handflächen nach unten und schließen Sie nacheinander mit Zeigefinger, Mittelfinger, Ringfinger, kleinem Finger Ihre Hand zu einer lockeren Faust.
- Drehen Sie dann beide Handgelenke nach außen und öffnen Sie nacheinander vom kleinen Finger über Ringfinger, Mittelfinger, Zeigefinger sowie Daumen die Hand.
- Legen Sie dann wieder beide Daumen auf der Handinnenfläche Richtung kleiner Finger.
- Wiederholen Sie die Drehungen mindestens sechs- bis neunmal.

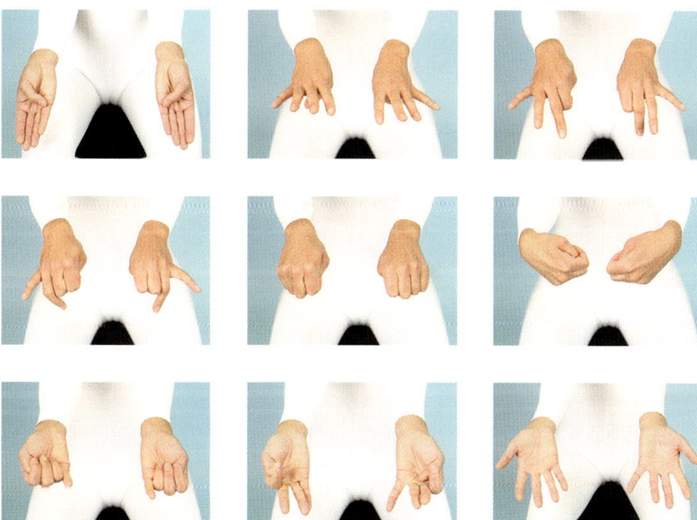

Übung 5

- Sie sitzen aufrecht, entspannt und heiter auf einem Stuhl.
- Seien Sie sich Ihres Atemflusses bewusst.
- Lenken Sie Ihre Aufmerksamkeit auf beide Hände.
- Mit dem Einatmen öffnen sich Ihre Hände mit den fünf Fingern wie eine Blüte.
- Mit dem Ausatmen schließen Sie diese Blüte sanft.
- Achten Sie bei jedem Atemzug auf die Sanftheit und Weichheit in Ihren Händen.
- Wiederholen Sie diese Übung mindestens sechs- bis neunmal.
- Üben Sie dies auch umgekehrt, d. h. mit dem Einatmen schließen Sie beide Hände sanft und mit dem Ausatmen öffnen Sie Ihre Hände wie eine Blüte.

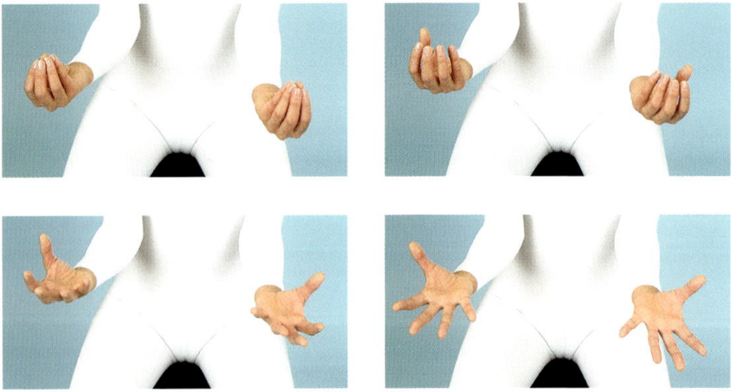

Schulter

Das Schultergelenk ist unser beweglichstes Gelenk. Bei den meisten Menschen, denen ich begegne, sehe ich, dass die Schultern hochgezogen sind. Dies ist meist ein Zeichen für zu hohe Belastungen oder auch von Angst. Wie angenehm ist es, Menschen zu begegnen, deren Brustkorb frei und offen ist. Lassen Sie mehrmals am Tag bewusst Ihre Schultern hängen und schütteln Sie Ihre Arme sanft auf beiden Seiten.

Das Schulterprogramm

Übungsabfolge

- Sie stehen hüftbreit, beide Füße parallel. Stellen Sie sich vor, dass Ihre Füße neun Meter tief in der Erde verwurzelt sind. Beide Knie sind locker gebeugt (geöffnet) über die Mitte des Fußes. Stellen Sie sich auch vor, dass am Ende Ihres Steißbeins ein Gewicht hängt, sodass Ihr Hohlkreuz ausgeglichen wird.
- Atmen Sie ruhig, tief und regelmäßig.
- Entspannen Sie zwischen den Augenbrauen, senken Sie die Lider, öffnen Sie Ihr Herz und lassen Sie Ihr Lächeln von innen heraus entstehen.

- Achten Sie beim Ausatmen darauf, dass Sie sanft und geschmeidig in Ihren Schulter-, Knie- und Fußgelenken nachgeben.

A

- Ziehen Sie die rechte Schulter mit Ihrem Einatmen hoch und senken Sie sie beim Ausatmen wieder, wiederholen Sie dies sechs- bis neunmal. [1]

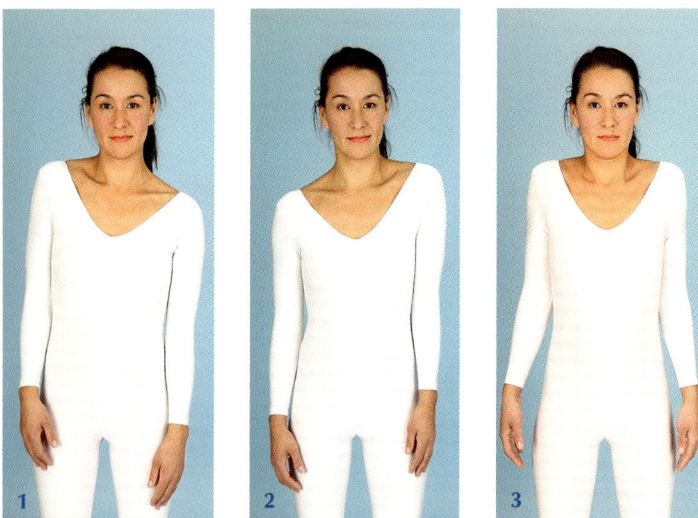

B

- Ziehen Sie die linke Schulter mit Ihrem Einatmen hoch und senken Sie sie beim Ausatmen wieder, wiederholen Sie dies sechs- bis neunmal. **[2]**

C

- Ziehen Sie nun beide Schultern mit Ihrem Einatmen hoch und senken Sie sie beim Ausatmen, wiederholen Sie dies sechs- bis neunmal. **[3]**

D

- Legen Sie nun beide Fingerkuppen auf Ihre Schultern, die Oberarme sind waagerecht in Ihrer Schulterhöhe.
- Kreisen Sie mit beiden Oberarmen mit dem Einatmen über vorn (die Ellbogen berühren sich, falls möglich) nach oben, beim Ausatmen nach rückwärts und unten, wiederholen Sie dies sechs- bis neunmal.

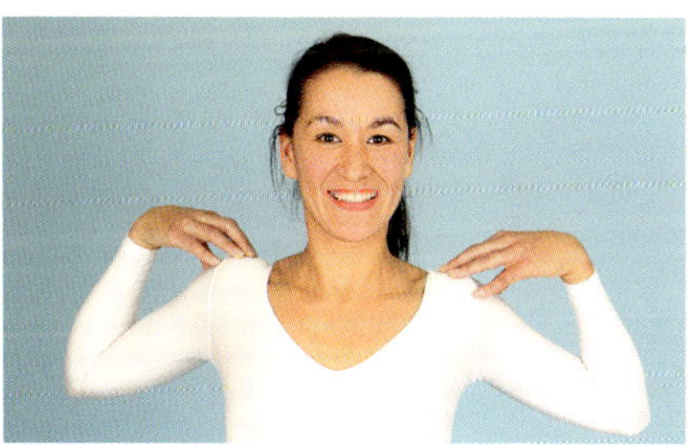

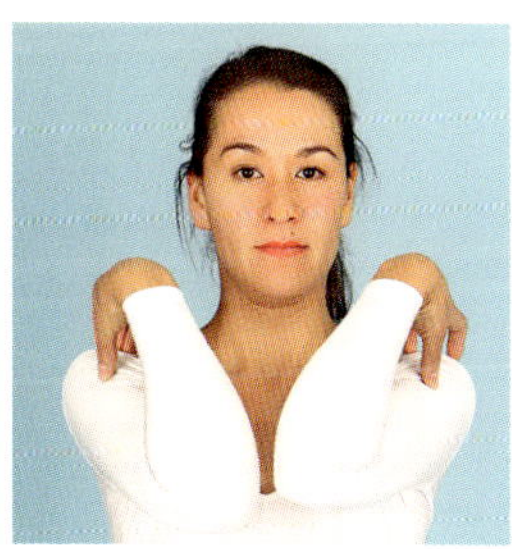

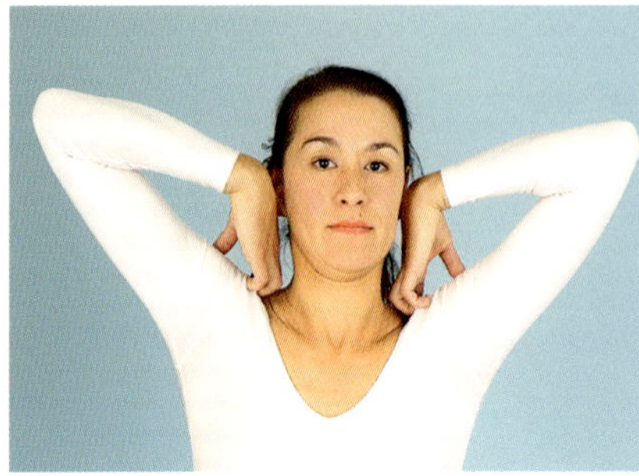

- Kreisen Sie mit beiden Oberarmen beim Einatmen nach unten und rückwärts, beim Ausatmen nach oben und vorn (die Ellbogen berühren sich, falls möglich), wiederholen Sie dies sechs- bis neunmal.

E

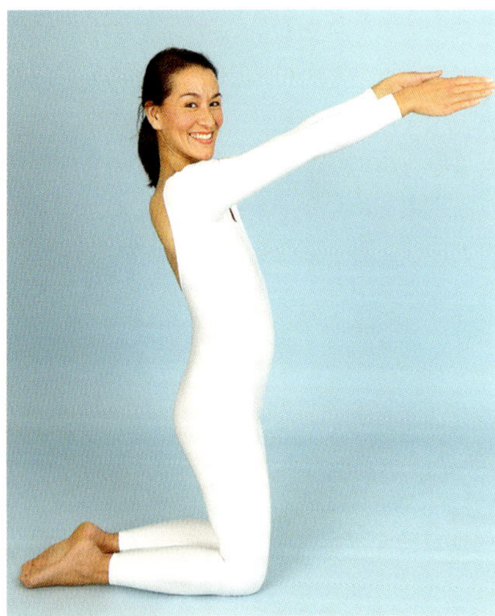

- Kreisen Sie nun mit beiden gestreckten Armen rückwärts, wiederholen Sie dies sechs- bis neunmal.
- Kreisen Sie nun mit beiden gestreckten Armen vorwärts, wiederholen Sie dies sechs- bis neunmal.

Nacken und der Kiefer

Mit Nackenproblemen sind immer auch Unterkiefer-Verspannungen verbunden. Das kann bis zur Arthrose im Kiefergelenk führen.

Die Übungen können im Stehen oder im Sitzen durchgeführt werden. Beginnen Sie anfangs im Sitzen und kontrollieren Sie Ihre aufrechte Haltung später auch im Stehen und im Gehen.

Massieren Sie sich selbst möglichst oft kräftig Ihren Hals-, Nacken- und Schulterbereich. Vergessen Sie dies auch nicht beim morgendlichen Abtrocknen und Eincremen. Das ist eine wunderbare Gelegenheit, dieses Gebiet mehr zu durchbluten und damit zu entspannen.

Achten Sie so oft wie möglich in Ihrem Alltag auf Ihr Kiefergelenk und lassen Sie Ihren Unterkiefer hängen.

Übung 1

- Sie sitzen aufrecht, entspannt und heiter auf einem Stuhl. Beide Füße stehen parallel hüftbreit auseinander.
- Ihre Zehen ergreifen dreimal den Boden (drücken Sie die Füße wie einen Schwamm zusammen), Ihre Fuß-, Knie- und Hüftgelenke sind spielerisch miteinander verbunden.

Ihr Schultergürtel ist in einer Linie über Ihrer Hüfte. Ihr Nacken ist lang und weich gedehnt, „der Nacken ist länger als der Hals", das Kinn ist leicht gesenkt. Sie erspüren über Ihren Scheitelpunkt das Lot.

- Ihre Hände ruhen geöffnet auf den Oberschenkeln, die Daumen zeigen nach außen, Ihr Herz ist geöffnet, die Zunge ruht am oberen Zahnrand. Entspannen Sie zwischen den Augenbrauen, senken Sie Ihre Lider. Ihr inneres Lächeln entsteht.

A

- Erfühlen Sie die Schwere Ihres Kopfes, indem Sie ihn langsam auf die linke Schulter senken. Das linke Ohr zieht zur linken Schulter. Achten Sie darauf, dass Sie Ihre Schulter nicht hochziehen. Atmen Sie tief, ruhig und regelmäßig und spüren Sie der Schwere Ihres Kopfes nach.

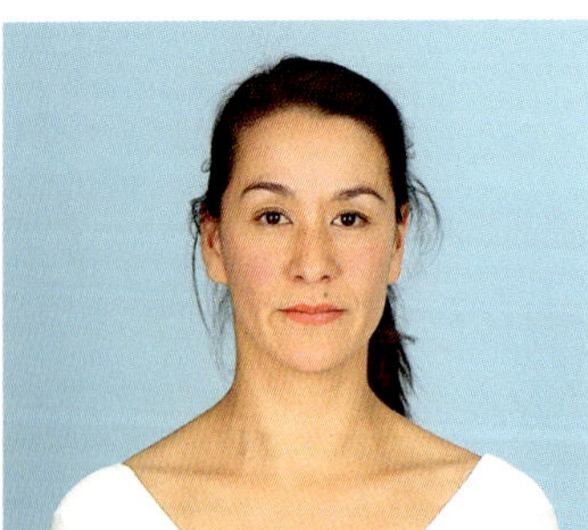

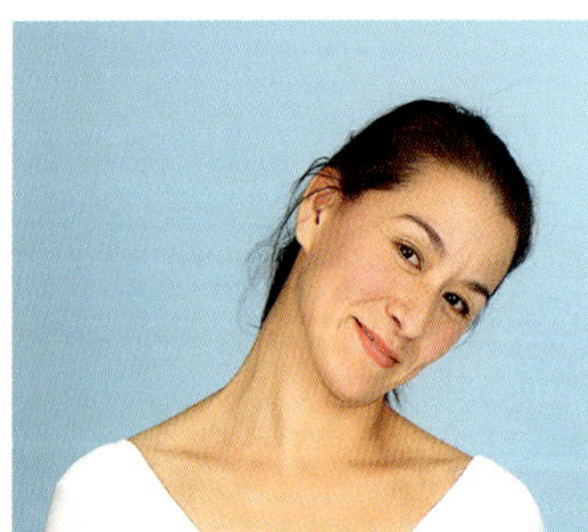

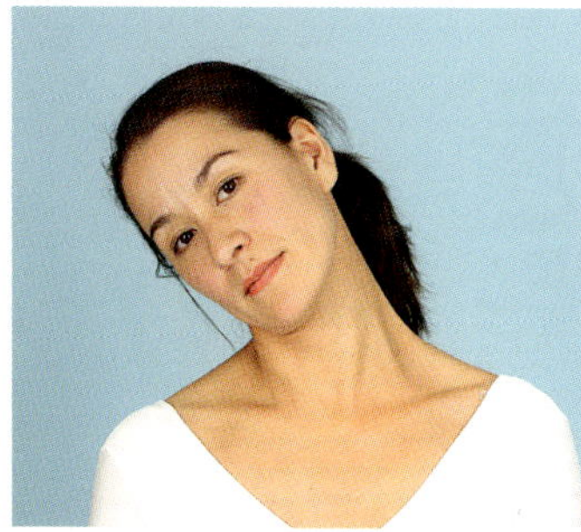

- Nach mehreren tiefen Atemzügen nehmen Sie den Kopf mit dem Einatmen wieder in die Senkrechte. Erspüren Sie das Lot (innere Mitte) und lassen Sie den Kopf dann auf die rechte Schulter sinken. Das rechte Ohr zieht zur rechten Schulter. Achten Sie darauf, dass Sie Ihre Schulter nicht hochziehen. Atmen Sie tief, ruhig und regelmäßig und spüren Sie der Schwere Ihres Kopfes nach.
- Nach mehreren tiefen Atemzügen nehmen Sie den Kopf mit dem Einatmen wieder in die Senkrechte. Erspüren Sie das Lot (innere Mitte).
- Wiederholen Sie dies sechs- bis neunmal.

B

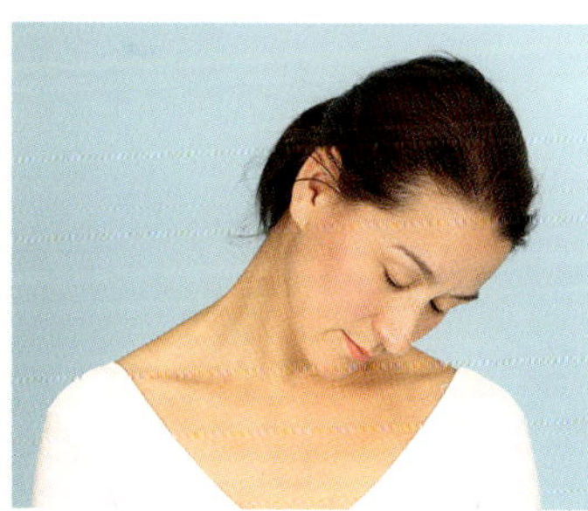

- Erfühlen Sie die Schwere Ihres Kopfes, indem Sie ihn langsam auf die linke Schulter senken. Das linke Ohr zieht zur linken Schulter.

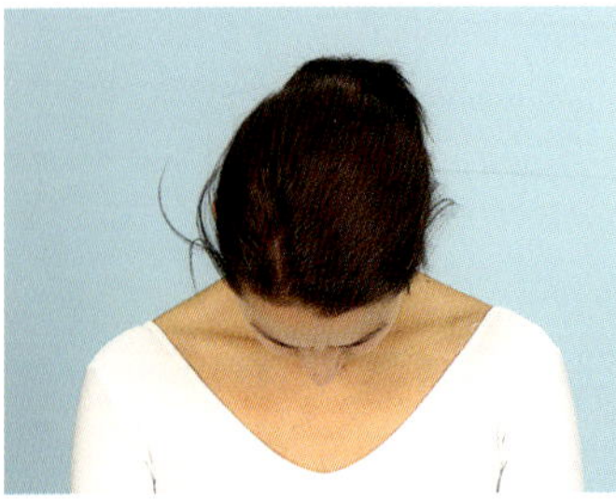

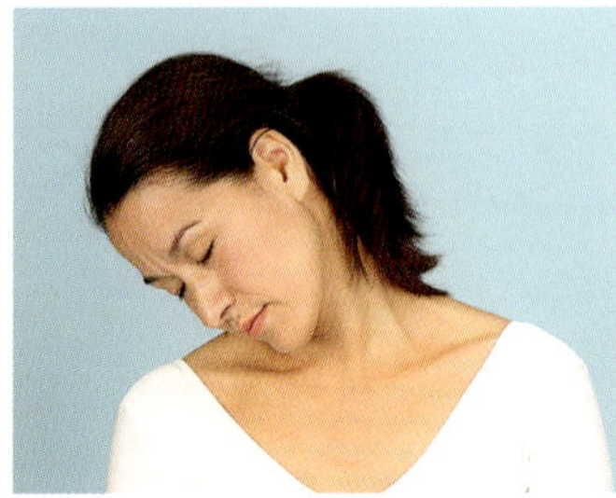

- Führen Sie Ihren Kopf zur Mitte unten, lassen Sie Ihren Kopf schwer hängen und führen ihn langsam auf die rechte Seite. Achten Sie darauf, dass Sie dabei Ihre Schultern nicht hochziehen.
- Wiederholen Sie dieses Kreisen nach vorn sechs- bis neunmal in Ihrem Atemrhythmus.

C

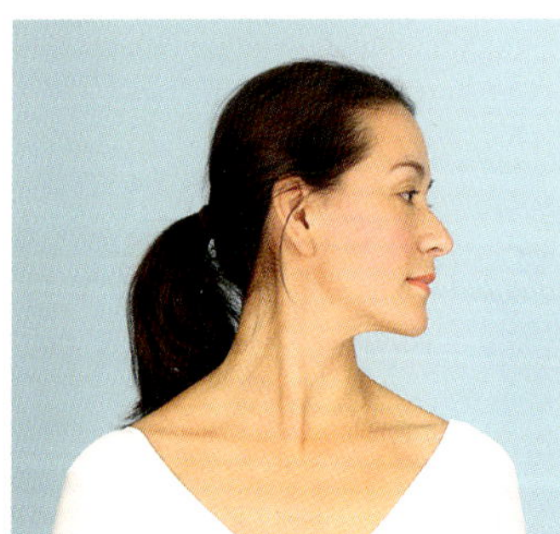

- Nehmen Sie den Kopf mit dem Einatmen wieder in die Senkrechte und drehen Sie Ihren Kopf so weit wie möglich nach links, erspüren Sie lächelnd Ihre Schmerzgrenze.
- Nach zwei bis drei Atemzügen nehmen Sie lang-

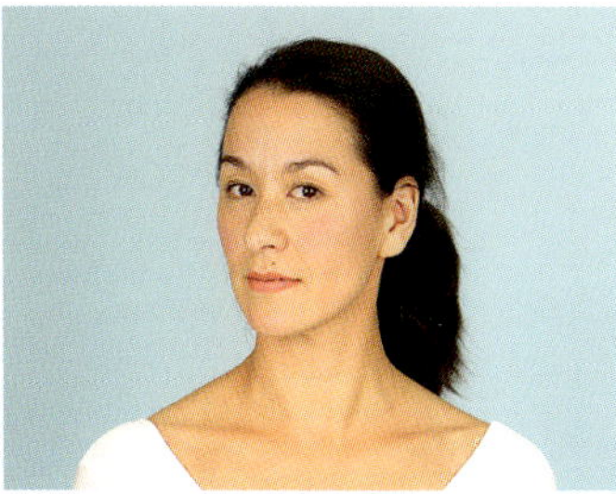

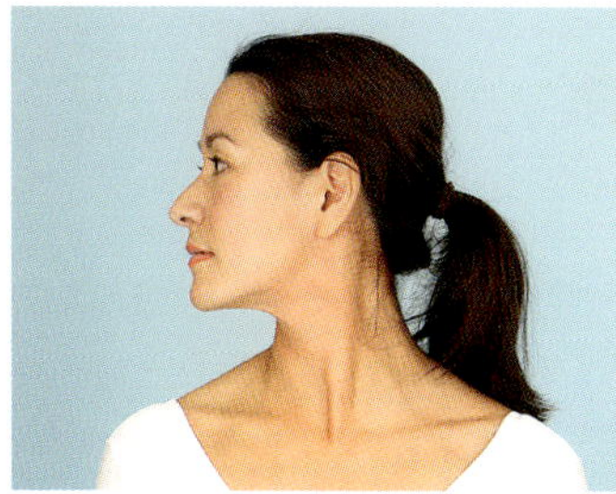

sam das Kinn wie auf einer Ebene zur rechten Seite und erspüren dort Ihre Schmerzgrenze.

- Wiederholen Sie dies sechs- bis neunmal.

Übung 2

- Pressen Sie kreisförmig mit Ihren beiden Mittelfingern Ihr Kiefergelenk und versuchen Sie, Ihren Unterkiefer dabei loszulassen und zu entspannen. Dosieren Sie das Pressen wie im Walzertakt, bei 1 fester, bei 2 und 3 nachlassend.
- Wiederholen Sie dies so oft und so lange wie möglich.

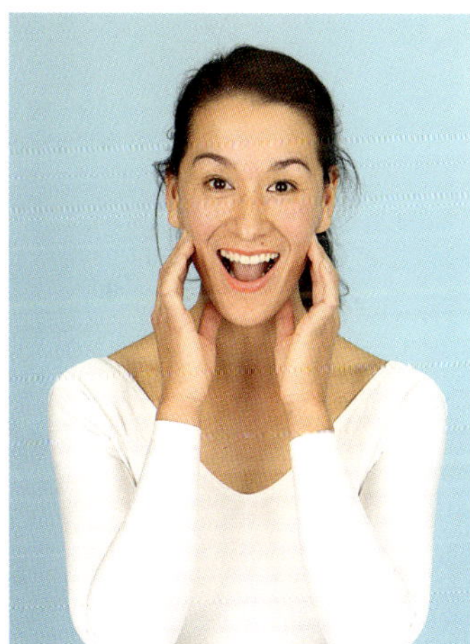

Übung 3

Diese Übung verhindert nächtliches Zähneknirschen.

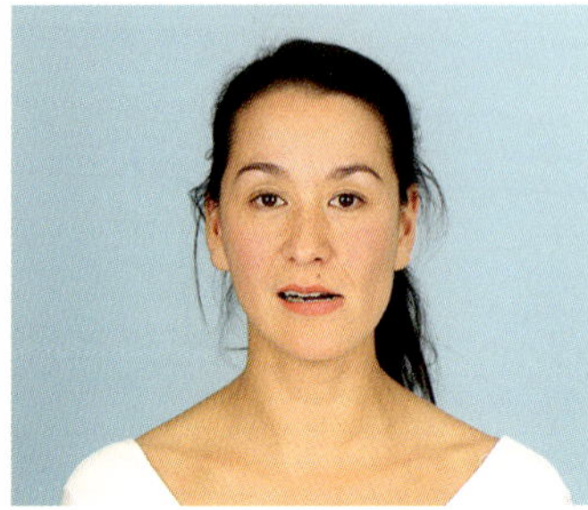

- Lassen Sie Ihren Unterkiefer locker kreisen und versuchen Sie eine gleitende runde Bewegung zu beschreiben.

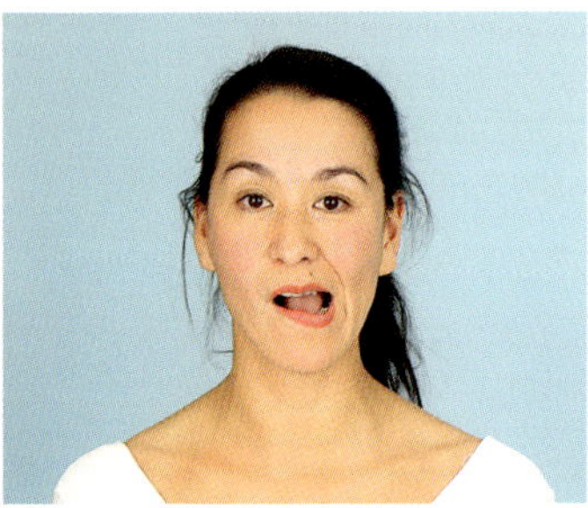

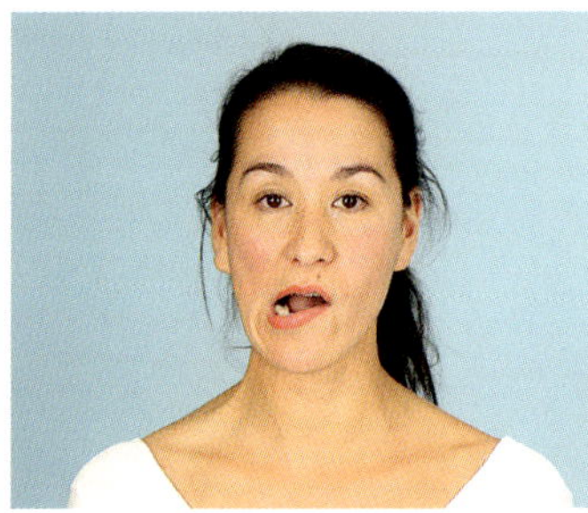

  (Sie können dabei Ihre beiden Mittelfinger an das Unterkiefergelenk legen.)
- Machen Sie dies so häufig wie möglich.
- Ändern Sie dann die Richtung.

Das Heilmantra

Der Klang unserer eigenen Stimme kann heilend wirken. Das Rezitieren von Mantras erzeugt in Zusammenhang mit der Visualisierung einer Gottheit positive Schwingungen.
In der tibetischen Tradition hat man Tausende Jahre diese Wirkung der Klänge auf Körper und Geist erforscht, somit ist es für uns relativ leicht, mit dem richtigen Mantra eine heilende Wirkung zu erzielen.
Mantras kann man überall rezitieren und auch lautlos einsetzen. Sie können so zu einem ständigen Begleiter werden und die Heilkraft der vorangegangenen Übungen unterstützen. Man kann sie morgens oder abends, im Traum oder sogar im Schlaf rezitieren. Ausschlaggebend sind Konzentration und Motivation. Wenn Geist und Herz sich vereinen, ist die Wirksamkeit am stärksten.
Für Ihre Arthrose-Beschwerden empfehle ich das Mantra von Ushnishavijaya (Sanskrit) bzw. Namgyal-ma (Tibetisch).

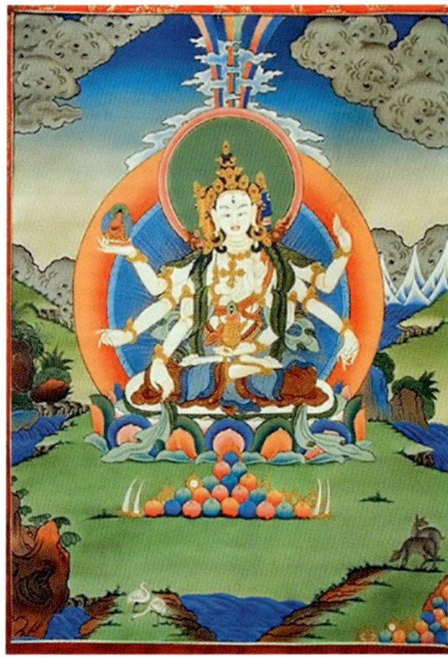

OM DHRUM SOHA
OM AMRITA AHYUR DADAY SOHA

Namgyal-ma ist die Gottheit für langes Leben und Reinigung von Körper und Geist. Ihr Mantra hat grenzenlose heilende Wirkung und wird bei Krankheiten rezitiert.
Sprechen Sie das Mantra so oft wie möglich, vertrauen Sie der Kraft der Schwingungen und öffnen Sie sich für Ihre Heilung.

Die Autorin

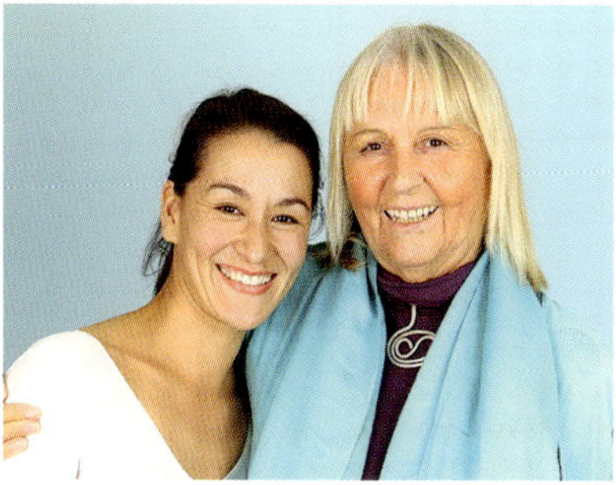

Inka Jochum unterrichtet seit über vierzig Jahren Atemtherapie, Yoga und Qi Gong. Sie war über dreißig Jahre Dozentin für Entspannung an der Staatlichen Gymnastikschule in München, gibt regelmäßig Kurse an der Volkshochschule und in anderen Einrichtungen. Sie macht Einzelberatungen und gibt Einzelbehandlungen. Sie veranstaltet Seminare und Wochenendkurse für Atemtherapie, Yoga, Qi Gong und bietet Reisen zu Kraftplätzen an.
1984 gründete sie die DANA e.V., die Gesellschaft zur Erhaltung tibetischer Kultur und Medizin (www.dana-ev.de).

www.inka-jochum.de
E-Mail: info@inka-jochum.de
Skype: inka.jochum

Kompetente *Ratgeber* Praktische *Hilfe*

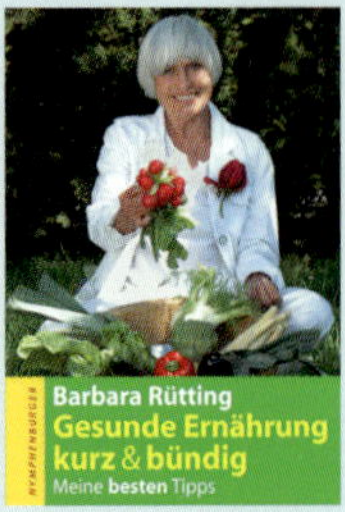

ISBN 978-3-485-01157-0
64 Seiten, farb. Abb.

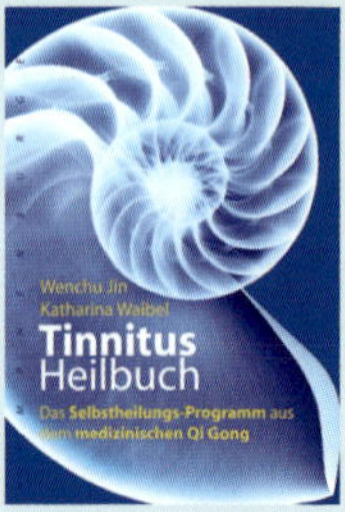

ISBN 978-3-485-01139-6
64 Seiten, farb. Abb.

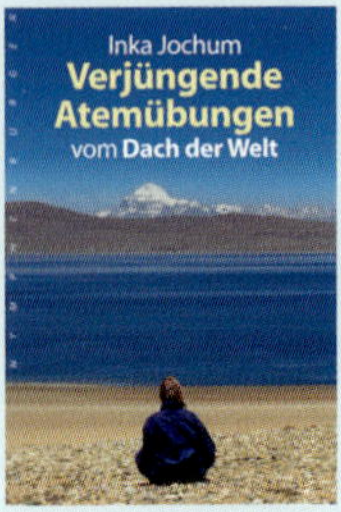

ISBN 978-3-485-01389-5
64 Seiten, farb. Abb.

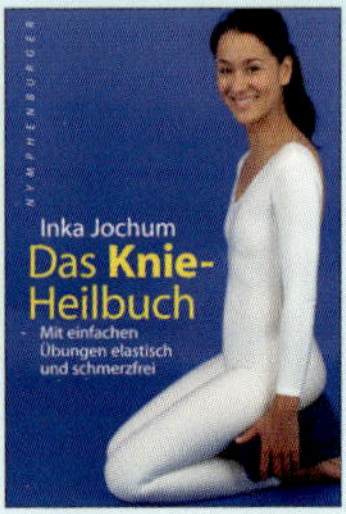

ISBN 978-3-485-01300-0
64 Seiten, farb. Abb.

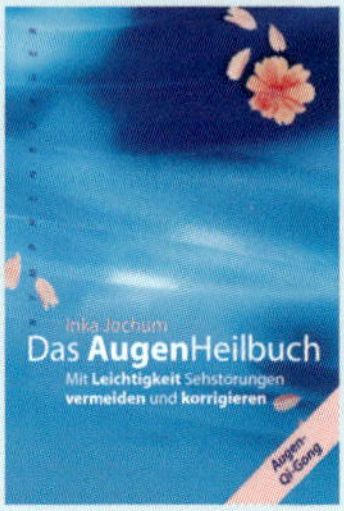

ISBN 978-3-485-00925-6
56 Seiten, farb. Abb.

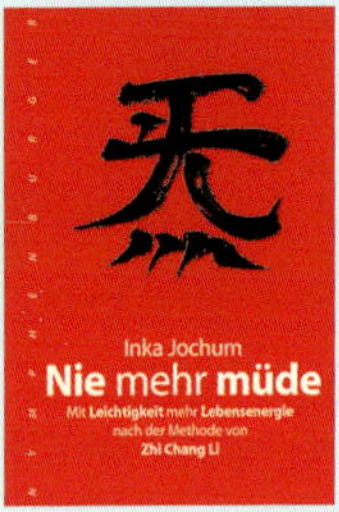

ISBN 978-3-485-00896-9
64 Seiten, farb. Abb.

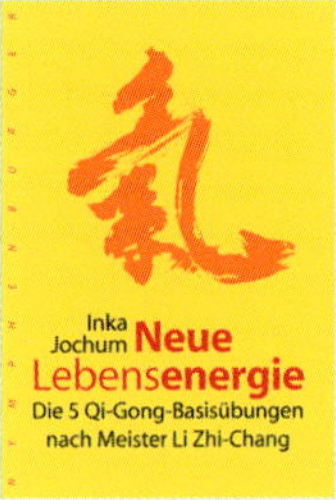

ISBN 978-3-485-01048-1
64 Seiten, farb. Abb.

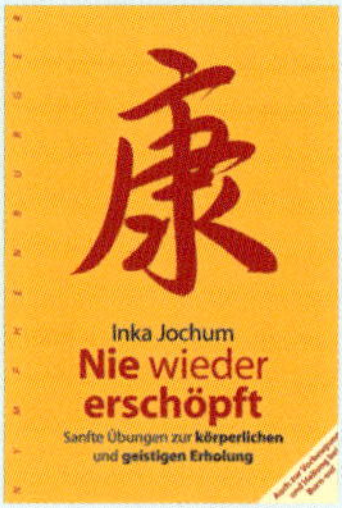

ISBN 978-3-485-01362-8
64 Seiten, farb. Abb.

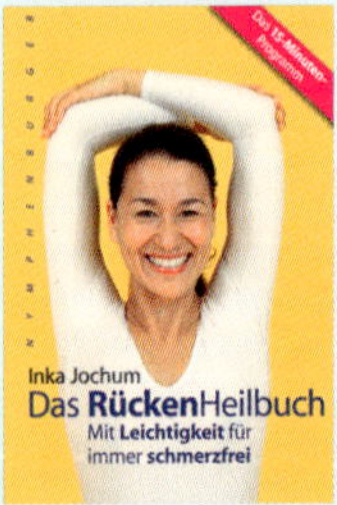

ISBN 978-3-485-00857-0
56 Seiten, farb. Abb.

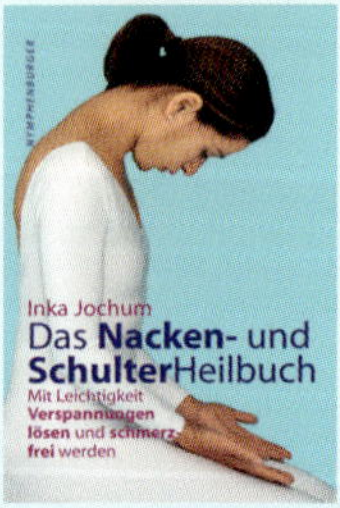

ISBN 978-3-485-01158-7
64 Seiten, farb. Abb.

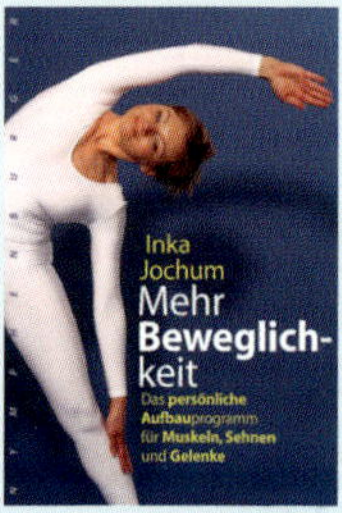

ISBN 978-3-485-01090-0
64 Seiten, farb. Abb.